Training mit dem
Theraband

Training mit dem
Theraband

garant

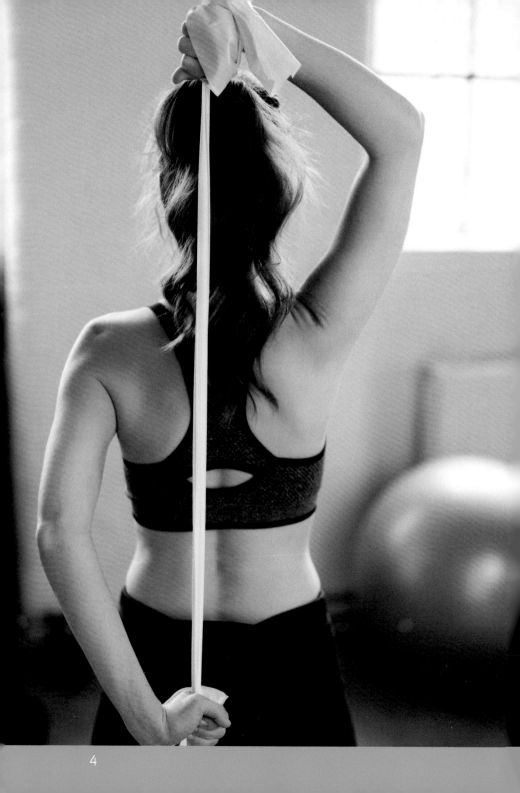

Inhalt

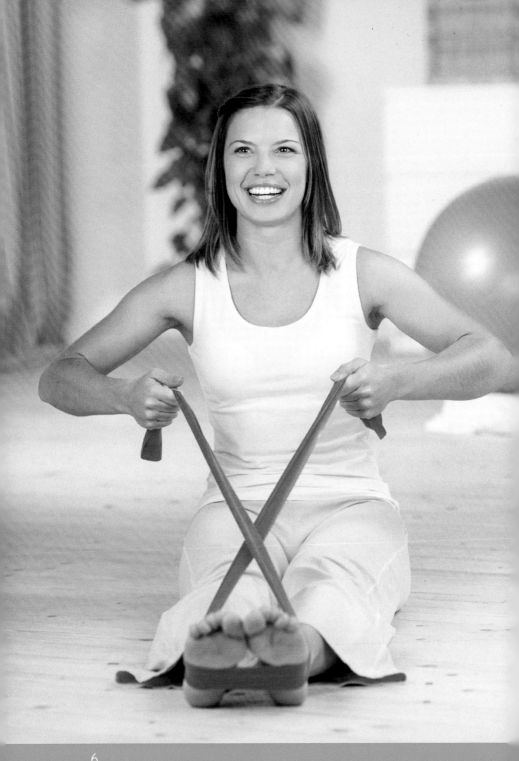

Vorwort

Das Training mit dem Theraband eignet sich für alle Altersgruppen und Einsatzgebiete. Sie können mit dem flexiblen Band Ihre Koordinationsfähigkeit, Körperhaltung und Beweglichkeit verbessern, Kraft aufbauen und Ausdauer trainieren. Und das, wann immer Sie wollen und wo immer Sie sind. Die elastischen Bänder sind außerdem die idealen Reisebegleiter und passen in jede Hosentasche und Büroschublade. Die Übungen sind für Menschen aller Altersgruppen leicht zu erlernen und eignen sich für Sportskanonen ebenso wie für Trainingsneulinge. Sie können zu einem Ganzkörpertraining kombiniert oder so zusammengestellt werden, dass nur einzelne Muskelgruppen angesprochen werden, die Sie gezielt fördern möchten.

Dieses Buch führt Sie in die bunte Welt der Therabänder ein, in der jede Bandfarbe für einen anderen Dehnungswiderstand steht. Auf den nächsten Seiten erfahren Sie, wie Sie für Ihren Trainingszweck das Band in der richtigen Stärke finden, wie Sie es benutzen, pflegen und welches Zubehör Sie außerdem benötigen. Machen Sie sich außerdem mit den Prinzipien des Krafttrainings vertraut, ermitteln Sie Ihren Fitnessgrad und stellen Sie sich ein eigenes Übungsprogramm zusammen.

Im zweiten Teil des Buches finden Sie dann über 40 Übungen, aus denen Sie Ihre Auswahl treffen können. Orientierung bieten Ihnen dabei die Kapitel, in denen Sie die verschiedenen Muskelgruppen zusammengefasst finden. Und nun: Viel Spaß beim Training!

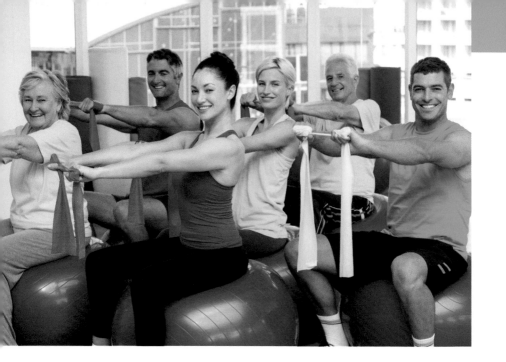

Einleitung

Lassen Sie sich nun einführen in die vielseitige Welt des Therabands! Bevor es um Zubehör, Trainingspläne und Bandstärken geht, finden Sie auf den nächsten Seiten erst einmal Wissenswertes zum Theraband und seiner Geschichte sowie zu den allgemeinen Vorteilen zu Krafttraining.

Was ist ein Theraband?

Auf diese Frage gibt es verschiedene Antworten. Sie beschreiben zum Beispiel eine Eigenschaft, ein Einsatzgebiet oder das verwendete Material. Theraband ist ein elastisches Latexband, es ist ein platzsparendes Sportgerät oder es wird in Therapie- und Reha-Maßnahmen zur Kräftigung der Muskeln eingesetzt – so könnten die Antworten lauten – und sie sind allesamt zutreffend.

Im Handel erhalten Sie verschiedene Gummibänder. Die elastischen Bänder sind auch unter den Bezeichnungen Gymnastik-, Übungs-, Fitness- oder Latexband bekannt. Der Name „Thera-Band" bezieht sich auf die Bänder der gleichnamigen Firma und ist inzwischen schon zum Synonym für alle Arten von elastischen Gymnastikbändern geworden.

Das originale, in den USA entwickelte, Thera-Band ist in acht verschiedenen Farben erhältlich. Jede Farbe steht für einen bestimmten Widerstand beim Dehnen und damit für unterschiedliche Schwierigkeitsgrade beim Üben und Trainieren. Auf diese Farbcodierung wird später noch ausführlich eingegangen. Thera-Band bekommen Sie in vorgefertigten Längen von 150, 200, 250 und 300 Zentimetern oder als Rolle. Auch diese gibt es in verschiedenen Größen beziehungsweise Längen. Auf der kleinsten Rolle sind 5,5 Meter Band, auf der größten insgesamt 45,4 Meter. Die gewünschte Länge schneiden Sie bei Bedarf einfach ab. Unabhängig von der Länge des Bandes und seinem Widerstand bleibt die Breite der Thera-Bänder mit 12,8 Zentimetern immer gleich.

Auch die Bänder anderer Hersteller sind in verschiedenen Farben und Längen erhältlich. Sie können die Bänder einzeln oder als Set kaufen. In diesen sind in der Regel die drei gängigsten Dehnungsstufen leicht, mittel und stark enthalten.

Woraus besteht ein Theraband?

Die originalen Thera-Bänder bestehen in der Regel aus Latex. So nennt man den Milchsaft, der aus Kautschukbäumen gewonnen wird, die unter anderem in Südostasien beheimatet sind. Der Name des Baumes leitet sich von den indianischen Wörtern „cao" und „ochu" ab. Zusammen bedeuten sie in etwa „Träne des Baumes".

Da immer mehr Menschen unter einer Latexallergie leiden, werden inzwischen auch latexfreie Übungsbänder angebo-

Wie wird Kautschuk gewonnen?

Schneidet man die Rinde des Baumes an, fließt aus dieser Verletzung eine milchige Flüssigkeit. Natürlicherweise dient sie dazu, die Wunde des Baumes zu verschließen und vor Bakterien oder Pilzen zu schützen. Der Saft härtet an der Luft zu einer gummiartigen Masse aus und „dichtet" die Wunde ab. Zur Gewinnung von Latex wird die Flüssigkeit in Behältern aufgefangen. Sie befinden sich unterhalb der schräg eingeschnittenen Rinde – ganz ähnlich wie bei der Harzgewinnung aus Nadelbäumen. Anschließend kann der Rohstoff zu Kautschuk (ein Bestandteil des Latex) und Gummi weiterverarbeitet werden, aus denen dann wiederum die unterschiedlichsten Produkte entstehen können.

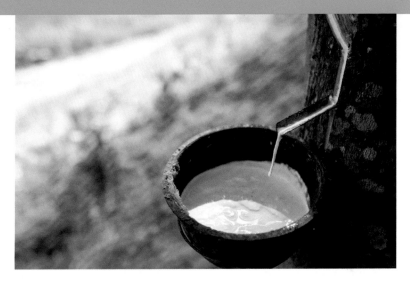

ten, die dieselben Dehneigenschaften wie Latexbänder besitzen und denselben Farbcode nutzen.

Vom Fahrradschlauch zum Theraband

Auf die Idee, dehnbare Bänder zum Trainieren zu benutzen, muss man erst einmal kommen. Und wie so oft stand am Anfang nicht das fertige Produkt – in diesem Fall das farbige elastische Band –, sondern eine Art Vorläufer: ein Fahrradschlauch.

Mit ihm ließ der Masseur und Physiotherapeut Erich Deuser (1910–1993) die Fußballer der deutschen Nationalmannschaft trainieren. Von 1951 bis 1982 gehörte er zum Team und wurde ein Vorreiter beim Einsatz elastischer Bänder im Training. Nach ihm ist das Deuser-Band benannt, mit dem die Nationalmannschaft auch heute noch trainiert. Patentinhaber für das ringförmig geschlossene Kautschuk-Band ist jedoch Heinrich Deike, der es nach der Idee Deusers entwarf und 1966 zum Patent anmeldete. Das robuste Band ist in fünf Widerstandsstufen erhältlich und kommt im Kraft- und Ausdauertraining wie auch in der Therapie zum Einsatz.

Im Gegensatz zum Deuser-Band ist das Theraband wesentlich dünner und bildet keinen geschlossenen Ring. Um die Übungen auszuführen, wird es um die Hände oder Füße gewickelt und dadurch fixiert. Es wurde 1975 in den USA von einer Firma namens „The Hygienic Corporation" entwickelt und bereits drei Jahre später in acht unterschiedlichen Farben und Widerständen angeboten. Neben den Original-Thera-Bändern gibt es inzwischen umfangreiches Zubehör, das die Anwendung des Bandes komfortabler macht oder die Trainingsmöglichkeiten erhöht.

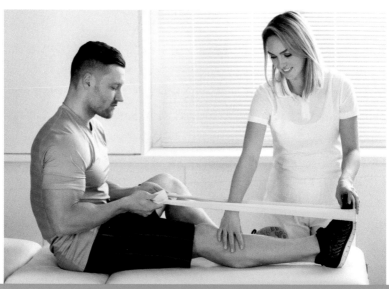

Fitness für Jung und Alt

Therabänder sind universell für alle Altersgruppen einsetzbar – für Senioren ebenso wie für Kinder. Letztere sollten aber nur unter Aufsicht Erwachsener mit den Therabändern üben. Die Bänder sind kein Spielzeug und sollten nur nach einer ausführlichen Einweisung in deren Handhabung in Kinderhände gegeben werden.

Wurden die bunten Bänder früher hauptsächlich in der Therapie eingesetzt, kommen sie inzwischen auch im Krafttraining zum Einsatz. Die unterschiedlichen Widerstandsstärken ermöglichen sowohl Leistungs- wie auch Freizeitsportlern ein effektives Training zum Muskelaufbau oder zur Erhöhung beziehungsweise zur Erhaltung der Beweglichkeit.

Warum Krafttraining?

Die Bezeichnung Krafttraining weckt bei vielen Menschen noch immer Assoziationen an Bodybuilder-Körper und Muskelprotze sowie Fitnessräume mit Hantelbänken und schweren Geräten, die nach schweißtreibender Anstrengung aussehen. Dabei ist Krafttraining auch mit dem Fitnessband möglich und bietet gleich mehrere Vorteile: Es ist für alle Altersgruppen geeignet und auch ungeübte Sportler, die gerade am Anfang ihres Trainings stehen, kommen gut mit dem flexiblen Sportgerät zurecht und können effektiv trainieren. Der Fokus liegt in der Regel dann nicht auf der Modulation eines perfekten Körpers, sondern darauf, Muskelmasse zu erhalten, beziehungsweise (wieder) aufzubauen.

Mit regelmäßigem Sport oder Krafttraining bauen Sie Muskeln auf und erhöhen damit den Grundumsatz Ihres Körpers. Sie können Ihr Gewicht besser halten oder leichter reduzieren, wenn Sie sich zudem ausgewogen und kalorienbewusst ernähren. Krafttraining bietet darüber hinaus aber noch viele weitere Vorteile:

• Sie werden kräftiger. Indem Sie gezielte Muskelgruppen trainieren, können Sie zum Beispiel besser Treppensteigen oder mehr heben.
• Sie verletzen sich nicht so schnell und beugen Stürzen vor. Muskeln schützen und stützen den Bewegungsap-

Muskelmasse ist wichtig!

Muskeln sind wichtig – nicht nur, damit Sie sich selbst und die Einkaufstasche bewegen können. Muskeln entlasten die Gelenke, schützen die Organe und Knochen und geben dem Körper Stabilität. Ohne Muskeln wäre weder eine aufrechte Haltung noch die Körperfettverbrennung möglich. Nimmt die Muskelmasse ab – und das ist bei einem untrainierten Menschen ungefähr ab dem 30. Lebensjahr der Fall – legen die meisten Menschen an Gewicht zu. Der Grund dafür ist, dass Ihre Muskeln selbst im Schlaf arbeiten und Körperfett verbrennen. Haben Sie jedoch nur wenig Muskelmasse, kann auch nur wenig Körperfett verbrannt werden und eine Gewichtszunahme ist wahrscheinlich.

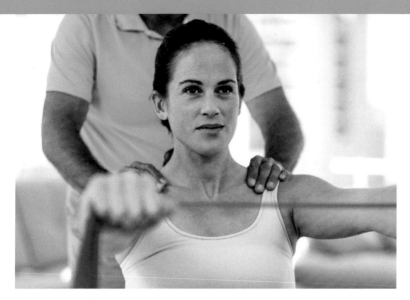

parat. Zusätzlich verbessert das Training die muskuläre Koordination.

- Sie bekommen eine bessere Körperwahrnehmung und bewegen sich flüssiger.
- Sie halten sich aufrechter. Dadurch werden sie weniger anfällig für „Zivilisationskrankheiten" wie Rücken- und Kopfschmerzen.
- Sie wirken dem Muskelabbau im Alter entgegen. Zwar können Sie nicht grundsätzlich verhindern, dass Ihre Muskelmasse abnimmt, Sie können aber das Tempo des Muskelabbaus verlangsamen.
- Sie erholen sich schneller nach Verletzungen oder Krankheiten, wenn Sie im Rahmen Ihrer Möglichkeiten die Muskeln gleich wieder gezielt trainieren.
- Sie straffen und formen Ihren Körper. Auch wenn ein Sixpack nicht Ihr erklärtes Ziel ist, werden Sie mit dem gezielten Training einzelner Muskeln und Muskelgrup-

pen nach einiger Zeit feststellen, wie sich Ihre Körperform positiv verändert.

• Sie stärken Ihr Selbstbewusstsein und werden ausgeglichener. Sportliche Betätigung tut gut, körperlich wie seelisch, und nach einiger Zeit werden Sie Ihr regelmäßiges Training gar nicht mehr missen wollen.

Das erwartet Sie in diesem Buch

Zunächst machen Sie sich mit dem Gymnastikband vertraut. Sie lernen die Vorzüge des elastischen Bandes kennen und bekommen einen Überblick über die im Handel erhältlichen Produkte sowie das angebotene Zubehör. Anhand eines Beispiels lernen Sie die Farbcodierung und die Bedeutung der einzelnen Farben kennen, machen sich mit der

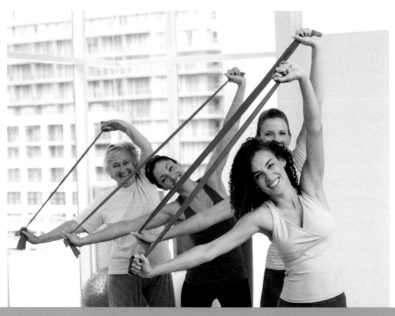

Pflege des Sportgeräts vertraut und lernen, das richtige Band für jeden Zweck zu wählen.

Sie stellen einige Vorüberlegungen zu Ihrem Training und Ihren Trainingszielen an und machen sich mit den allgemeinen Prinzipien des Krafttrainings und der speziellen Wirkungsweise von Latexbändern vertraut. Sie ermitteln Ihren Fitnessgrad und damit die Ausgangslage für Ihr Training. Anhand dieser Standortbestimmung können Sie die Widerstandsstärke des Bandes wählen und nach einiger Zeit Ihre Trainingsfortschritte messen. Ein selbst erstellter Trainingsplan hilft Ihnen, Ihr Trainingsziel zu erreichen. Er sorgt für die Struktur und Ausgewogenheit des Trainings.

Nach der Theorie folgt die Praxis. Welche Kleidung und Ausrüstung benötigen Sie, um loszulegen? Neben der Antwort auf diese Frage erhalten Sie Hinweise und Tipps für die Handhabung des Therabandes. Sie lernen, wie Sie es befestigen, wickeln und pflegen, und dann kann es auch schon mit den Übungen losgehen, die Ihnen im zweiten Teil des Buches ausführlich vorgestellt werden.

Möchten Sie gezielt die Beine und den Po trainieren, wählen Sie Übungen aus diesem Kapitel. Auch den Muskelgruppen Bauch, Arme und Schultern sowie dem Rücken ist jeweils ein Kapitel gewidmet. Oder Sie stellen sich ein Ganzkörperprogramm mit sechs bis acht Übungen aus unterschiedlichen Kapiteln zusammen.

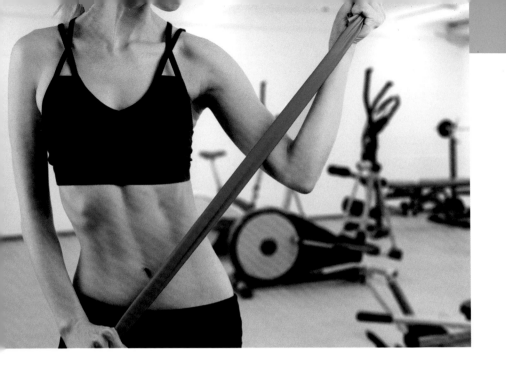

Theraband – alles, was Sie wissen müssen

Therabänder haben ein Imageproblem. In Zeiten von Fitnessstudios, in denen schwere Geräte für jede Muskelgruppe in Reih und Glied stehen und in denen man sich zu hipper Musik und mit ausgefeilten Choreografien in Form bringt, wirken die bunten Bänder leicht angestaubt und antiquiert. Sie wecken Assoziationen an Krankengymnastik und Seniorensport und kaum jemand nimmt sie als ernstzunehmendes Sportgerät wahr. Aber genau das sind sie! Und hinter dem einfachen Band steckt eine ganze Welt, die es lohnt, erkundet zu werden. Von Bandarten über Bandstärken bis hin zu Zubehör und Grifftechniken finden Sie im Folgenden alles Wissenswerte für das perfekte Training.

Ein Band für alle Fälle

Therabänder sind die besseren Hanteln. Sie sind leicht und passen in jede Hosentasche. Ohne Mühe und großen Aufwand können Sie, wo immer Sie auch sind, die gleichen Muskelgruppen wie beim Hantel- und Krafttraining ansprechen und schulen. Das geht im Büro genauso gut wie im Park oder am Strand und im Hotel ebenso spontan wie im heimischen Wohnzimmer. Ihr Sportgerät ist immer dabei!

Das Latexband ist zwar nicht so angesagt wie eine Slackline zum Balancieren, Ihr Gleichgewicht und Ihre Koordinationsvermögen können Sie mit dem unscheinbaren Band aber genauso gut trainieren. Für eine gute Körperhaltung und Beweglichkeit brauchen Sie keinen Ballettkurs und Gymnastik-, Yoga- und Pilates-Übungen werden durch den Widerstand des dehnbaren Bandes noch effektiver. Gleiches gilt für das Krafttraining. Deshalb ist das Latexband ein ebenso idealer Begleiter für Freizeit- und Spitzensportler wie für junge Hüpfer und ältere Semester. Unschlagbar ist auch der Preis. Für wenig mehr als zehn Euro bekommen Sie ein mobiles „Fitnessstudio", mit dem Sie sowohl Kraft, Koordination, Flexibilität und Mobilität verbessern und erhalten können.

Welche Gymnastikbänder gibt es?

Sie werden unter dem Namen Fitness-, Gymnastik-, Trainings- und Widerstandsband angeboten und heißen Thera-

oder Deuserband. Es gibt sie als Loop oder in offener Form, in kurz oder lang, dick oder dünn und von vielen unterschiedlichen Herstellern. In der Fülle der Angebote den Überblick zu behalten, ist schwer, wenn nicht gar unmöglich. Die unterschiedlichen Bänder und ihre Merkmale finden Sie deshalb hier kurz vorgestellt.

Offene Bänder

Sie sind in verschiedenen Längen erhältlich. Gängige Längen sind 1,50 Meter, 2,50 Meter oder 3 Meter. Das kurze Band kommt für Übungen infrage, bei denen der Bewegungsradius klein ist, zum Beispiel beim liegenden Bein-Lift (siehe Übungsteil, S. 148f.). Längere Bänder werden zum Beispiel benötigt, wenn die Übungen mit ausgestreckten Armen oder

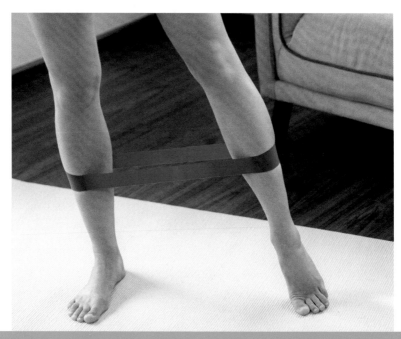

Beinen ausgeführt werden sollen. Standardmäßig kommt ein 2,5 Meter langes Band zum Einsatz.

Für die Übungen werden die Bänder am Körper und/oder an einem festen Gegenstand wie einer Tür fixiert. Die offenen Enden können um die Hände oder Füße gewickelt oder mit einem Knoten zu einer Schlaufe geschlossen werden. Für manche Übungen wird das Band doppelt genommen. Die offenen Bänder haben den Vorteil, dass Sie der Körpergröße und dem Fitnessgrad unkompliziert angepasst werden können, indem die Länge verändert wird.

Geschlossene Bänder, Loops

Der Klassiker der geschlossenen Bänder ist das Deuser-Band aus Kautschuk. Das endlose, sehr robuste Gummiband gibt es zum Beispiel in einem Meter Länge und in Breiten von 1,5 oder 3,5 Zentimetern. Es ist in verschiedenen Stärken (Original und Light) erhältlich. Auch die dünneren Therabänder werden als Loops in unterschiedlichen Längen, zum Beispiel in 30 x 5 Zentimeter, angeboten.

Loops haben den Vorteil, dass sie nicht mühsam fixiert werden müssen. Sie sparen sich die Wicklungen um Hände und Füße und müssen auch keine Knoten binden. Stattdessen greifen Sie den Ring direkt oder steigen für Beinübungen hinein. Ein Nachteil des Endlosbandes ist die fehlende Flexibilität. Das Band lässt sich nur schwer verkürzen, wenn es in der Ausgangsposition der Übung nicht gut sitzt.

Loop-Schlaufen-Bänder

Mit elastischen Schlaufen-Bändern entfällt das mühsame Fixieren an Händen und Füßen. Sie schlüpfen mit den Füßen oder Händen einfach in eine der Schlaufen und schon kann es losgehen. Bänder mit acht Schlaufen sind ungefähr einen Meter lang, in verschiedenen Stärken erhältlich und eignen sich auch für die Übungen in diesem Buch. Erhältlich sind auch Bänder mit elf Schlaufen in zwei Metern Länge. Sehr kurze Bänder mit nur zwei Schlaufen werden hauptsächlich im Bereich der Rehabilitation zur Stärkung der Fußgelenke eingesetzt.

Wie stark ist ein Theraband?

Unter dem Markennamen „Thera-Band" werden elastische Bänder vertrieben, die es in acht verschiedenen Farben und damit Widerständen gibt. Auch viele andere Hersteller bieten Latexbänder an, die mit unterschiedlichen Abstufungen arbeiten. Einige haben drei Arten von Bändern im Katalog (leicht, mittel, schwer), andere haben fünf oder sechs Abstufungen im Programm. Die Dehnbarkeit der Bänder ist von Hersteller zu Hersteller verschieden und die Bänder sind in ihren Abstufungen und Schwierigkeitsgraden untereinander nicht kompatibel. Auch die Farbcodes weichen voneinander ab. Ein blaues Band der Marke xy kann deshalb einen ganz anderen Widerstand haben als ein blaues „Thera-Band". Um die Trainingsfortschritte richtig

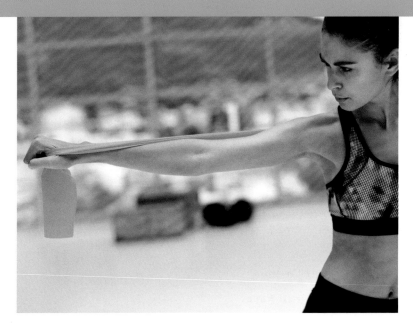

beurteilen zu können, sollten Sie zum Üben deshalb die Bänder eines einzigen Herstellers verwenden. Idealerweise liefern die Hersteller nicht nur eine Übungsanleitung mit dem Band, sondern auch einen Hinweis auf dessen Stärke beziehungsweise auf die Kraft, die Sie aufwenden müssen, um es zu dehnen. Alle Latexbänder arbeiten nach demselben Prinzip. Kurz gefasst lautet es: Je mehr Sie das Band dehnen, desto mehr Kraft müssen Sie dafür aufwenden. Diese Kraftentwicklung verläuft ungefähr linear.

Den Zusammenhang von Widerstand und Dehnung verdeutlicht die nachstehende Tabelle, in der alle verfügbaren original „Thera-Bänder" mit ihren Widerständen aufgelistet sind. Dehnen Sie zum Beispiel ein grünes Übungsband mit einer Ausgangslänge von 30 Zentimeter auf 60 Zentimeter, entspricht die prozentuale Dehnung und damit die

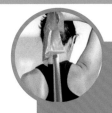

Zugkraft des „Thera-Bands" in Abhängigkeit von der verwendeten Bandstärke und -länge

Farbe	Stärke	Dehnung in Prozent	Zugkraft in Kilogramm	Zielgruppe
Beige	extraleicht	100/200	0,92 / 1,35	Untrainierte Senioren
Gelb	leicht	100/200	1,12 / 1,81	Senioren, Kinder
Rot	mittelstark	100/200	2,04 / 3,40	Untrainierte Frauen, Jugendliche
Grün	stark	100/200	2,27 / 3,62	Frauen, trainierte Jugendliche, untrainierte Männer
Blau	extrastark	100/200	3,39 / 5,45	Gut trainierte Frauen, Männer
Schwarz	spezial stark	100/200	4,08 / 5,89	Gut trainierte Männer, sehr gut trainierte Frauen
Silber	superstark	100/200	6,80 / 10,42	Sehr gut trainierte Männer
Gold	maximal stark	100/200	9.38 / 13,87	Leistungssportler

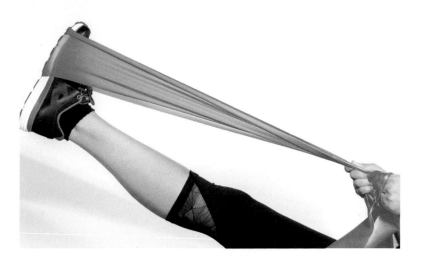

Verlängerung des Bandes 100 Prozent. Für diese Dehnung benötigen Sie laut Tabelle eine Zugkraft von 2,27 Kilogramm. Würden Sie dasselbe Thera-Band um 200 Prozent auf 90 Zentimeter verlängern, müssten Sie dafür bereits eine Zugkraft von 3,62 Kilogramm aufwenden. Dehnen Sie das Band aber nie über 300 Prozent.

Wie finde ich das richtige Band für mich?

Die benötigte Zugkraft zum Dehnen eines Bandes gibt Ihnen einen ungefähren Anhaltspunkt, welche Farbe für Sie infrage kommen könnte. Menschen mit wenig Kraft verwenden eines der leicht dehnbaren Bänder, zum Beispiel in Gelb oder Rot. Wer dagegen über mehr Kraft verfügt, fährt mit einem Thera-Band in Grün oder Blau besser.

Da nicht alle Muskeln im Körper gleich stark sind, ist es sinnvoll, sich einen Satz an Bändern zuzulegen. Haben Sie viel Kraft in den Beinen, benötigen Sie zum Üben ein stärkeres Band, damit das Training Wirkung zeigt. Wollen Sie jedoch die weniger ausgeprägten Brustmuskeln trainieren, wären Sie unter Umständen mit dem starken Band überfordert. Hier ist ein leichter dehnbares Band die bessere Wahl. Es gibt also nicht das eine richtige Band, mit dem Sie alle Muskelgruppen des Körpers gleich gut ansprechen können. Stimmen Sie die Bandfarbe und damit dessen Widerstand auf die zu trainierende Muskelgruppe ab und legen Sie sich Latexbänder in unterschiedlichen Farben und Stärken zu. Im Handel werden die gängigsten Stärken auch im Set angeboten. Je nach Anbieter werden zwei bis fünf verschiedene Bandstärken in aufeinanderfolgenden Bandstärken zusammen verkauft. Prüfen Sie vor dem Erwerb, welche Widerstände die Bänder bieten und greifen Sie im Zweifel lieber zu einem Set mit mehr Abstufungen.

Neben der Bandstärke ist die Länge des Bandes für die korrekte Ausführung der Übungen wichtig. Für ein gezieltes Ganzkörpertraining benötigen Sie ein Latexband in 2,5 Metern Länge. Sehr große Menschen greifen auf ein 3-Meter-Band zurück. Kürzere Bänder in 1,50 Meter Länge reichen für Übungen mit einem geringen Dehn- und Bewegungsumfang wie den Crunch gegen den Oberschenkel (siehe Übungsteil, S. 130). Für den klassischen Crunch (siehe Übungsteil, S. 118) würde diese Bandlänge jedoch nicht ausreichen. Möchten Sie sich je benötigter

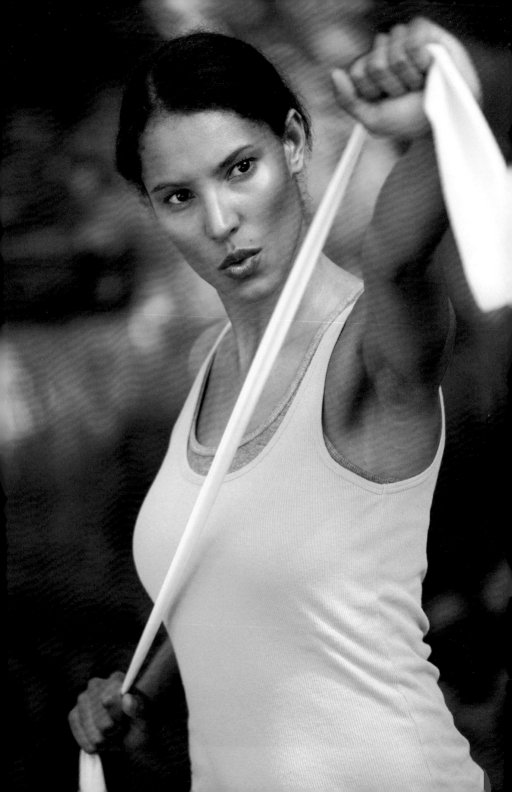

Bandstärke nur ein Band anschaffen, nehmen Sie das längere und verkürzen es mit Knoten oder Wicklungen für die jeweiligen Übungseinheiten. Benutzen Sie für die meisten Übungen tatsächlich nur eine Bandstärke, lohnt es sich unter Umständen, von dieser Farbe eine Rolle zu kaufen. So können Sie sich Bänder unterschiedlicher Länge ganz nach Bedarf zuschneiden.

Die Pflege des Therabands

Wie alle anderen Sportgeräte auch hält das Latexband bei guter Pflege deutlich länger und kann Ihnen über mehrere Jahre gute Dienste leisten, bevor Sie es durch ein neues Band ersetzen müssen. Die Pflege ist ebenso unkompliziert wie das Band selbst und mit wenigen Handgriffen erledigt.

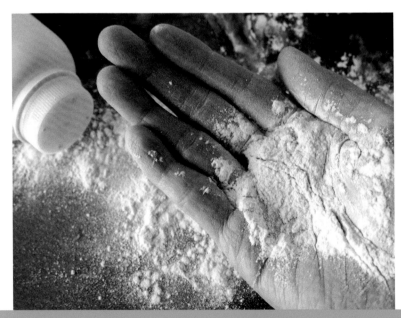

Dos und Don'ts bei der Pflege

- Bewahren Sie das Latexband trocken und aufgerollt auf. Verstauen Sie es in einer Schachtel, einer Plastikdose oder einem im Lieferumfang enthaltenen Beutel. Lagern Sie es nicht zusammen mit anderem Zubehör.
- Schützen Sie das Band vor direkter Sonneneinstrahlung und lagern Sie es nicht in der Nähe einer Heizung. Geben Sie einem kühlen Platz den Vorzug.
- Reinigen Sie das Theraband in regelmäßigen Abständen mit Wasser und Seife. Benutzen Sie keine Desinfektionsmittel oder anderen chemischen Reinigungsstoffe. Lassen Sie es nach dem Reinigen an der Luft trocknen.
- Pudern Sie das Latexband regelmäßig ein. So verhindern Sie ein Zusammenkleben des Bandes. Verwenden Sie dafür normalen Babypuder oder Talkum. Letzteres kann man in Apotheken, manchen Baumärkten oder auch in Fahrradgeschäften kaufen.

Zubehör für das Theraband

Für die meisten Übungen in diesem Buch reicht es aus, wenn Sie ein Theraband in der richtigen Stärke und Länge besitzen. Einige verlangen zusätzlich nach einem Türanker, der als Zubehör zu den Latexbändern angeboten wird. Neben dem Türanker gibt es mittlerweile eine Reihe von Zusatzprodukten, die das Training mit dem flexiblen Band entweder vereinfachen (In Bezug auf die Handhabung und nicht auf die Kraft, die Sie aufbringen müssen!) oder es variabler und herausfordernder gestalten. Die wichtigsten Produkte werden im Folgenden kurz vorgestellt.

Türanker

Der Türanker besteht aus einer Hartgummischeibe an einem festen Nylonband mit Doppelschlaufe. In sie wird das Theraband eingefädelt: Erst durch die eine Schlaufe und dann durch die andere zurück. Eine Feststeller-Öse fixiert das Band dort und sichert es vor dem Herausziehen. Die Gummischeibe wird dann in der benötigten Höhe zwischen Tür und Rahmen gesteckt. Mit dem Schließen der Tür sitzt der Türanker fest. Sichern Sie aber in jedem Fall die Tür zusätzlich vor dem Öffnen. Schließen Sie immer ab, wenn Sie mit ihm arbeiten.

Der Türanker sorgt für eine sichere Befestigung in variablen Höhen und eignet sich für alle Übungen, bei denen Sie das Band in Gegenrichtung dehnen wollen. Beispiele für Übungen mit dem Türanker sind beispielsweise der Butterfly (siehe Übungsteil, S. 86) oder der Türzug im Sitzen (siehe Übungsteil, S. 124 und 126) bzw. im Stehen (siehe Übungsteil, S. 128). Natürlich können Sie das Band auch an einem anderen festen Gegenstand wie einem Schrank oder Fenstergriff fixieren. Selten können Sie die Höhe dann aber nachträglich zentimetergenau verändern und oft leidet das Band durch Knoten oder scharfe Kanten, an denen es scheuert. Beim Türanker kommt das empfindliche Latexband gar nicht erst in Kontakt mit Ecken und Kanten.

Griffe

Griffe bestehen aus einem Handstück mit Neopren-, Schaumstoff- oder Kautschukoberfläche, die an einem robusten Nylonband mit Doppelschlaufe befestigt sind. Wie beim Türanker fädeln Sie das Übungsband durch die Schlaufen und sichern es dort mit einer Öse vor dem Herausrutschen. Für beidhändige Übungen wird ein breiterer Griff angeboten, auf dem die Hände nebeneinander Platz finden.

Griffe eignen sich vor allem für Menschen, die wenig Kraft in den Händen haben und die Enden der Gymnastikbänder nicht gut festhalten können. Auch wer den direkten Körperkontakt mit dem Gymnastikband scheut und das Wickeln um die Hände lästig findet, ist mit ihnen gut beraten.

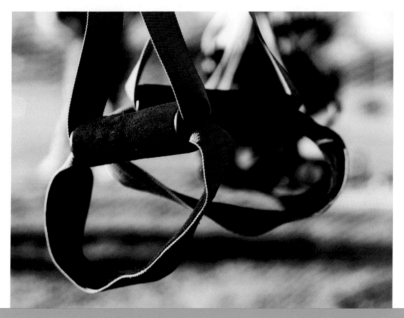

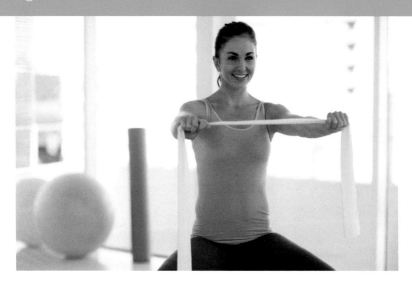

Fuß- und Extremitätenschlaufen

Theraband-Fußschlaufen bestehen in der einfachen Ausführung aus einer Nylonschlaufe, in die Sie den Fuß stellen oder einfädeln können. Außerdem sind Neopren-Fußschlaufen im Angebot, die um das Fußgelenk gelegt werden und Doppelschlaufen, Assist genannt, mit denen Sie das Theraband am Fuß befestigen. Andere Hersteller verwenden für ihre Schlaufen eine Kombination aus Karabiner und Klettmanschette. Das Übungsband wird am Karabiner befestigt. Er wiederum ist über einen Metallring mit der Manschette verbunden. Sie lässt sich sowohl am Hand- wie auch am Fußgelenk befestigen.

Schlaufen ersparen Ihnen das Wickeln des Übungsbandes um Hände und Füße und bieten etwas mehr Übungs-Komfort. Ganz ohne Vorarbeiten kommen Sie aber trotzdem nicht aus, denn Sie müssen das Latexband schließlich auch an den Schlaufen befestigen.

Flexible Untergründe

Meistern Sie das Theraband-Training spielend und stellt es außer der Wahl eines noch stärkeren Bandes keine Herausforderung mehr für Sie dar, können Sie die Übungen für sich wieder interessanter gestalten, wenn Sie mit flexiblen Untergründen arbeiten. Dazu eignen sich Kippbretter, Stabilitätstrainer und Gymnastikbälle. Setzen Sie sich für die Übungen auf den Ball statt auf einen Stuhl oder stellen Sie sich auf einen variablen Untergrund, wenn die Trainingseinheit im Stand ausgeführt wird. Die Übungen werden dadurch anstrengender, denn Sie müssen mehr und andere Muskeln einsetzen, um Haltung zu bewahren. Flexible Untergründe sind darüber hinaus ein sehr effektives Training der Koordinationsfähigkeit und Balance.

Eine für alles – die Trainingsstation

Haben Sie Gefallen an der Arbeit mit den flexiblen Bändern gefunden und möchten Sie das Training mit ihnen nicht mehr missen, lohnt sich vielleicht die Anschaffung einer Theraband-Trainingsstation. Diese Station besteht aus einem flachen Kunststoffbrett mit sechs Verbindungspunkten, an denen Sie verschiedene Theraband-Produkte wie Schlaufen und Tubes befestigen können. Tubes sind elastische Schläuche aus Latex. Sie ähneln von der Form her einem Springseil. Wie die Therabänder sind sie in unterschiedlichen Stärken erhältlich. Trainieren können Sie mit ihnen genauso wie mit den flachen Gymnastikbändern.

Die Trainingsstation wird mit Tubes in drei verschiedenen Stärken und Längen geliefert. Im Umfang enthalten sind außerdem zwei Griffe, zwei Schlaufen und ein Trainingsstab. In der Mitte der Station befindet sich eine Vertiefung für einen Gymnastikball oder einen Stabilitätstrainer.

Richtig gewickelt

Zur Fixierung des Therabands an den Händen wird in den meisten Fällen eine Wicklung empfohlen. Das Band ist dadurch leichter zu halten, rutscht nicht und die Hände bleiben entspannt. In den Übungen ist jeweils angegeben, ob Sie das Band von außen nach innen oder umgekehrt um die Hände legen sollen. Die Wickelrichtung hat keinen Einfluss auf die Befestigungssicherheit, wohl aber darauf, ob die Bandenden zum Schluss am Handrücken oder auf der Handinnenseite verlaufen und dort gegebenenfalls stören. Die in den Übungen empfohlene Wickelrichtung berücksichtigt dies und sorgt dafür, dass Ihnen die Bandenden nicht im Weg sind. Achten Sie darauf, das Band breitflächig zu wickeln, damit keine schmerzhaften Druckstellen entstehen. Wickeln Sie nicht zu fest, damit das Blut weiterhin gut zirkulieren kann.

Bei der einhändigen Wicklung legen Sie das flach ausgebreitete Band mit dem Ende zum kleinen Finger an. Wickeln Sie von innen nach außen, zeigt die Handfläche dabei nach oben, wickeln sie von außen nach innen, liegt der Hand-

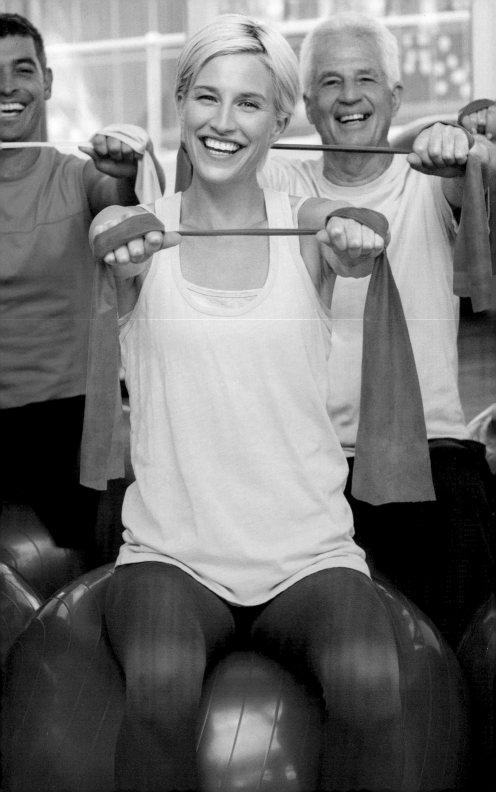

rücken oben. Wickeln Sie das Band zweimal um die Hand und fixieren Sie es mit dem Daumen.

Für eine beidhändige Wicklung führen Sie das Band zwischen beiden Daumen hindurch und halten es mit ihnen fest. Die Handflächen zeigen in Blickrichtung, die Fingerspitzen nach oben. Drehen Sie nun die Hände nach innen ein. Dabei zeigen die Handinnenflächen zuerst zum Körper und die Daumen nach oben. Drehen Sie die Hände anschließend weiter, bis die Fingerspitzen nach oben zeigen, liegt das Band breitflächig über dem Handrücken. Drehen Sie die Hände noch ein weiteres Mal nach innen ein, ist das Latexband sicher fixiert.

Für die Füße gibt es ebenfalls verschiedene Techniken, um das Band sicher zu befestigen. Die einfachste Variante ist, sich mittig auf das Band zu stellen. Bei der zweiten Möglich-

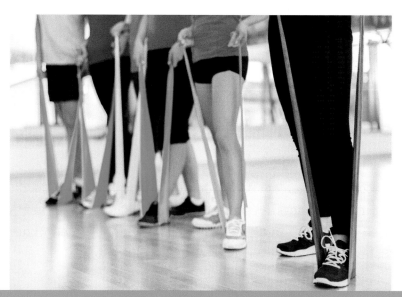

keit stellen Sie sich mit einem Fuß mittig auf das Band und fixieren mit dem zweiten Fuß zusätzlich die Bandenden, indem Sie sich auf diese stellen. Eine weitere Methode ist, sich mit einem Fuß mittig auf das Band zu stellen und das Band dann noch einmal zusätzlich um den Fuß zu wickeln. Welche Wickeltechnik anzuwenden ist, finden Sie bei jeder Übung angegeben.

Sicherheit geht vor: die Kontrolle des Therabands

Auch wenn Sie Ihr Übungsband gut pflegen, wird es nicht ewig halten. Das Material ermüdet mit der Zeit und bei der Benutzung können Beschädigungen entstehen. Überprüfen Sie Ihr Band deshalb vor jeder Benutzung. Das mag lästig erscheinen, dient aber Ihrer Sicherheit, denn ein Band, das unter Belastung reißt, birgt ein nicht zu unterschätzendes Verletzungsrisiko. Kontrollieren Sie das Übungsband auf Risse und Überdehnungen. Letztere erkennen Sie an feinen, weißen Strichen, die sich auf dem Band bilden. Bänder mit Dehnungsstreifen und anderen Beschädigungen eignen sich nicht mehr zum Training und müssen ersetzt werden.

Beschädigungen am Band können Sie vorbeugen, indem Sie es richtig pflegen (siehe „Die Pflege des Therabands", S. 28 f.) und beim Sport auf scharfkantige Sohlenprofile, Schmuck und sehr lange Fingernägel verzichten.

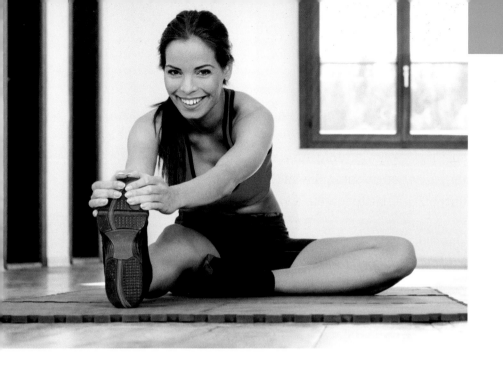

Gut vorbereitet ins Training starten

Bevor Sie mit den Übungen starten, sollten Sie sich die folgende Frage stellen: Was möchten Sie mit dem Training erreichen? Liegt Ihnen vor allem daran, mehr Kraft in den Beinen zu bekommen oder geht es darum, insgesamt beweglicher zu werden? Möchten Sie Ihre Körperhaltung verbessern, Ihr Gleichgewicht stärken, sich einfach mehr bewegen oder Rückenbeschwerden lindern? Vielleicht ist es auch eine Kombination aus verschiedenen dieser Motivatoren.

Wenn Sie sich die Frage nach dem Trainingsziel beantwortet haben, wird es Ihnen in jedem Fall leichter fallen, aus den

Übungen diejenigen auszusuchen, die Sie Ihrem Ziel näher bringen. Stöbern Sie im Kapitel Beine, wenn Sie diese Muskelgruppe verstärkt trainieren möchten, oder stellen Sie sich ein Trainingsprogramm aus den Kapiteln Rücken und Schultern zusammen, wenn Sie im Nacken oft verspannt sind und unter Rückenschmerzen leiden. Jede Übungsbeschreibung ist außerdem mit einem Hinweis auf die hauptsächlich beanspruchten Muskeln oder Muskelgruppen versehen, die Ihnen bei der Suche nach der „richtigen" Übung hilft.

Wie wollen Sie Ihr Ziel erreichen?

Haben Sie Ihr Ziel formuliert, ist der erste Schritt gemacht. Ein Ziel zu haben reicht aber noch nicht aus, um es auch zu erreichen. Fragen Sie sich deshalb als Nächstes: Welche Schritte bringen Sie Ihrem Ziel näher? Das könnten zum Beispiel die Ausrüstung oder ein konkreter Zeitplan sein.

Ohne Übungsband keine Übung!

Wenn Sie noch kein Theraband haben, ist jetzt die Zeit dafür, eines – besser noch ein Set – anzuschaffen. Fällt Ihre Wahl auf ein Band der Marke „Thera-Band", können Sie sich an der Tabelle auf S. 24 orientieren, um einen ersten Anhaltspunkt zu bekommen, ob Sie eher ein Gelb-Rot-Typ sind oder zur Grün-Blau-Zielgruppe gehören. Bänder anderer Marken haben andere Farbcodierungen. Hier gibt der Hersteller genaue Informationen über die Bandstärken.

Die richtige Zeitplanung

Diese simple Weisheit hat schon so manches schöne Trainingsziel sabotiert und die anfänglich hohe Motivation gen null gehen lassen. Überlegen Sie deshalb, wann Sie trainieren möchten und wie viel. Zweimal die Woche für 30 Minuten hört sich gut an und erscheint vielen Menschen auf den Blick nicht zu ambitioniert und durchaus machbar. Trotzdem scheitern viele daran und aus zweimal wird einmal die Woche, aus 30 Minuten nur noch 15. Stecken Sie sich deshalb realistische Zeitziele, damit Sie nicht in die Frustrationsfalle tappen. An welchen Tagen können Sie üben, welche Uhrzeit ist dafür gut geeignet? Vereinbaren Sie mit sich selbst Trainingsziele und -zeiten und noch viel wichti-

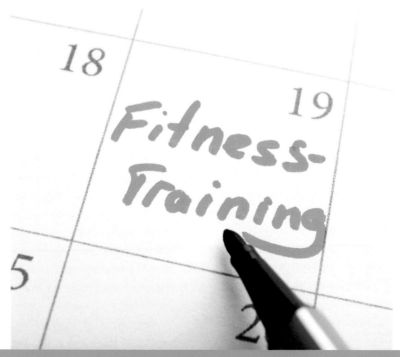

ger: Halten Sie diese ein! Überprüfen Sie nach einiger Zeit, ob Sie mit diesem Zeitplan zufrieden sind, und nehmen Sie, wenn nötig, Änderungen daran vor. Tauschen Sie zum Beispiel den Montag gegen den Donnerstag, wenn Sie an diesem Tag ungestörter trainieren können, oder ändern Sie die Uhrzeit, wenn Sie feststellen, dass Ihnen der Morgen zum Üben mehr liegt. Wichtig ist, dass Sie die ersten drei Monate durchhalten und regelmäßig zum Latexband greifen. Dann hat sich der Ablauf eingespielt und das Training ist in aller Regel so in den Alltag integriert, dass Sie auf die wöchentlichen Übungseinheiten nicht mehr verzichten möchten.

Sich einen Trainingspartner suchen

Es kann hilfreich sein, zusammen mit anderen zu trainieren. Verabredungen mit sich selbst ist man leichter versucht zu brechen – den Trainingspartner zu versetzen, fällt

Reden Sie über Ihr Training!

Machen Sie kein Geheimnis aus Ihrem Übungsprogramm. Erzählen Sie anderen davon: Der Familie, den Freunden oder den Kollegen. Sprechen Sie über Ihre Erfolge, Ihren Spaß an der Sache oder auch darüber, wenn es mal nicht so funktioniert, wie Sie sich das wünschen. Machen Sie Ihre Trainingsziele öffentlich und lassen Sie sich an diesen messen. Dadurch kommen Sie nicht so schnell in Versuchung, das Training schleifen zu lassen.

dagegen schon weitaus schwerer. Üben Sie zu zweit oder zu mehreren, besteht außerdem die Möglichkeit, die Haltung gegenseitig zu kontrollieren. Und bei Übungen, die eine Fixierung benötigen, kann der Trainingspartner diese übernehmen. Nachteil des gemeinsamen Trainings ist die Terminfindung und der Anfahrtsweg, den Sie unter Umständen in Kauf nehmen müssen.

Was benötigt man neben dem Theraband?

Wenn Sie ein Theraband in der richtigen Stärke und Länge haben, können Sie eigentlich mit dem Training beginnen. Bequemer, komfortabler und gesünder wird es aber, wenn Sie neben dem Band noch ein paar Dinge bereitlegen, bevor Sie starten.

Bequeme Kleidung

Selbstverständlich ist es möglich, die einzelnen Übungen auch in Jeans und T-Shirt zu absolvieren, bequemer wird es jedoch, wenn Sie sich die Mühe machen und Sportkleidung anziehen. So schalten Sie nicht nur gedanklich in den Trainingsmodus um, Sie können sich auch besser bewegen. Insbesondere funktionelle Kleidung macht nicht nur jede Bewegung mit, sie transportiert auch die Feuchtigkeit vom Körper weg und sorgt so für ein angenehmes Hautgefühl selbst beim Schwitzen. Und ins Schwitzen kommen Sie garantiert!

Sportschuhe

Auch hier gilt: Ja, es geht auch ohne, aber... Sportschuhe mit fester Sohle sorgen für einen sicheren Stand. Außerdem ist es angenehmer, das Übungsband um einen Schuh als um einen nackten (oder bestrumpften) Fuß zu wickeln. Das Band schnürt bei Dehnung dann nicht den Fuß ein, sondern drückt hauptsächlich auf den Schuh. Ideal sind Hallenschuhe. Ihre Sohle ist ausreichend fest, hat aber kein tiefes, scharfkantiges Profil. Schuhe mit sehr ausgeprägtem Profil können das Latexband beschädigen und unbrauchbar machen.

Gymnastikmatte

Sie bietet mehr Komfort bei denjenigen Übungen, die in Seiten- und Rückenlage auszuführen sind, und macht den Vier-

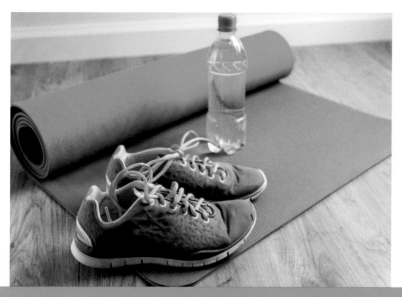

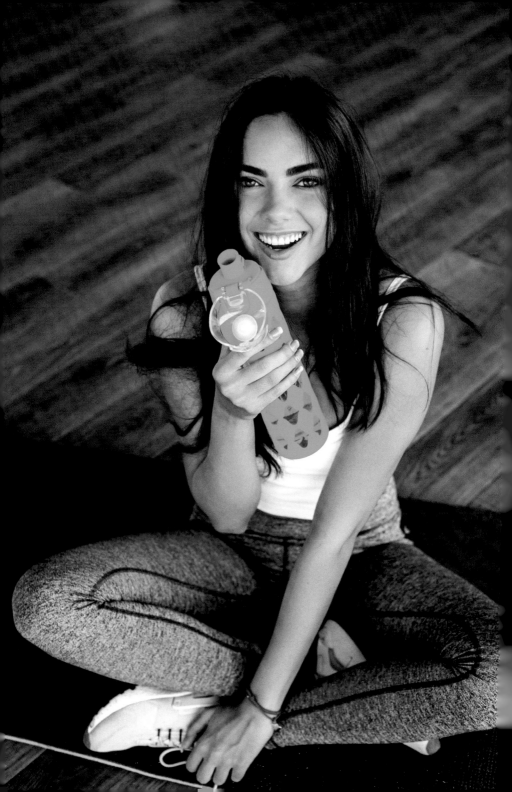

Ausreichend trinken ist wichtig!

Bis zu zwei bis drei Liter Wasser am Tag benötigt ein durchschnittlicher Erwachsener pro Tag. Ungefähr ein Liter Wasser nimmt man über die Nahrung auf, den Rest – also ein bis zwei Liter Flüssigkeit – sollte man über Wassertrinken zu sich nehmen. Wer Sport treibt und schwitzt, sollte sogar noch etwas mehr trinken! Stellen Sie sich deshalb eine Flasche mit stillem Wasser zum Training bereit und benutzen Sie diese auch.

füßlerstand angenehmer für die Knie. Ob Sie eine dicke Yogamatte als Unterlage verwenden oder eine Isomatte für den Campingurlaub, bleibt dabei ganz Ihnen überlassen. Möchten Sie sich nicht extra eine Gymnastikmatte anschaffen, können Sie auch eine Decke falten und als Unterlage benutzen.

Handtuch und Schweißbänder

Legen Sie es beim Training auf die Gymnastikmatte, und wählen Sie es so groß, dass Sie sich darauflegen können. Das Handtuch saugt den Schweiß auf und verhindert, dass die Matte rutschig wird. Mit einem zweiten, kleinen Handtuch können Sie sich zwischendurch den Schweiß von der Stirn abwischen. Wer viel schwitzt, kann sich zudem überlegen, sich ein Schweißband für Stirn oder Handgelenk zu besorgen. Die Bänder aus Baumwolle saugen den Schweiß schnell auf und verhindern, dass er in die Augen läuft.

Zielgerichtet trainieren

Sie sind motiviert, gut ausgerüstet, trainieren regelmäßig und trotzdem will sich der Erfolg nicht so richtig einstellen? Wenn Sie nicht das Gefühl haben, kräftiger, beweglicher oder ausdauernder zu werden, obwohl Sie üben, kann das daran liegen, dass Sie Ihre Muskeln mit einer falschen Bandstärke unter- oder überfordern, Sie sich zwischen den Trainingseinheiten nicht ausreichend regenerieren oder erst gar nicht an Ihre Belastungsgrenzen gehen. Um Ihr Training zielgerichtet zu steuern, ist ein Blick in die Trainingslehre hilfreich.

Die Prinzipien des Krafttrainings

Was passiert, wenn Sie trainieren? Sie spannen die Muskeln an und belasten sie. Haben Sie das mit der entsprechenden Intensität und Dauer gemacht, wird der Muskel müde und Sie haben nicht mehr die Kraft, die Übung noch mehrmals zu wiederholen. Sie müssen sich erholen. Das nächste Mal, wenn Sie zum Theraband greifen und dieselbe Übung ausführen, stellen Sie dann im besten Fall fest, dass Ihre Muskeln später ermüden, und Sie vielleicht sogar schon eine Wiederholung mehr schaffen. Diese Abfolge von Belastung, Ermüdung, Erholung und Anpassung ist das Grundprinzip jeden Trainings.

Der trainingswirksame Reiz

Training bedeutet, die Komfortzone zu verlassen. Wenn Sie einen Muskel nicht beanspruchen, verkümmert er. Wenn

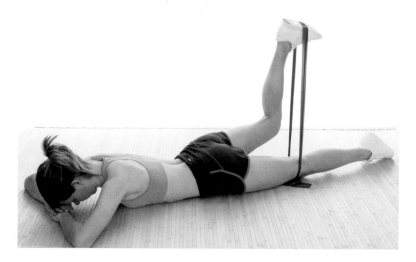

Sie ihn nicht fordern, kann er nicht wachsen. Und mit dieser Forderung an den Muskel beginnt das Training. Möchten Sie mit dem Theraband-Training Ihre Armkraft stärken, absolvieren Sie Armübungen, geht es Ihnen vorrangig
um eine bessere Balance, wählen Sie am besten Übungen
aus, bei denen Sie auf einem Bein stehen müssen. So, wie
Ihnen die Armübungen nicht zu mehr Beinmuskeln verhel-
fen, werden die Balance-Übungen nicht zwangsläufig zu einer beweglicheren Wirbelsäule führen. Deshalb steht zu
Beginn jeden Trainings die Frage: Was soll trainiert werden? Welche Muskeln sollen gefordert werden? Sprechen
Sie mit dem Training gezielt diese Muskeln an, antwortet
der Körper auf diese Belastung, indem er sich verändert. Er
reagiert auf den Trainingsreiz und passt sich der Belastung
an. Fachleute sprechen in diesem Zusammenhang von einem trainingswirksamen Reiz und dieser muss zu Ihrem
Trainingsziel passen. Salopp gesagt: Trainieren Sie nicht
die Arme, wenn Sie sich Kraft in den Beinen wünschen!

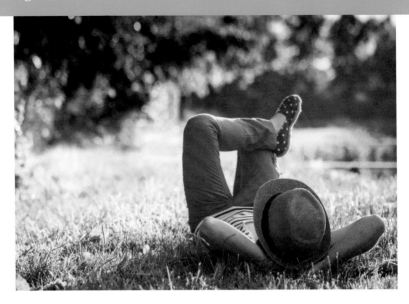

Die Superkompensation

Auf die Belastung im Training folgt die Erholungsphase. Sie pausieren zwei oder drei Tage und in dieser Zeit regeneriert sich Ihr Körper und füllt seine Energiereserven wieder auf. Der Körper macht aber noch mehr, denn er baut bei ausreichender Erholung zusätzliche Energiepotenziale auf, d. h., er steigert seine Leistungsfähigkeit, um für kommende Belastungen gewappnet zu sein. Diese Steigerung über das Ausgangsniveau hinaus nennt man Superkompensation. Wer jetzt denkt, er könnte sich entspannt zurücklehnen und auf diesem Niveau ausruhen, wird enttäuscht werden. Spätestens nach drei Tagen nimmt dieser „Energiepuffer" wieder ab und sinkt auf das Ausgangsniveau zurück. Setzen Sie dagegen innerhalb von drei Tagen Ihr Training fort, starten Sie von diesem höheren Leistungsniveau. So verschiebt sich im Laufe Ihres Trainings Ihre Leistungsfähigkeit nach oben auf ein höheres Level und Sie werden immer fitter.

Die progressive Belastungssteigerung

„Wer rastet, der rostet!" Dieses Sprichwort lässt sich auch auf das Training mit dem Theraband anwenden. Ohne Training werden Sie keine Fortschritte machen und Ihrem Trainingsziel nicht näher kommen. Doch auch, wenn Sie fleißig trainiert haben und nun ganz zufrieden mit dem Erreichten sind, sollten Sie sich nicht lange auf Ihren Lorbeeren ausruhen. Fordern Sie Ihren Körper nicht weiter, wird er nach und nach wieder Muskelmasse abbauen und Sie stehen irgendwann wieder am Anfang Ihrer Bemühungen. Dranbleiben müssen Sie in jedem Fall, wenn Sie das Ziel haben, noch leistungsfähiger zu werden. Dann ist es notwendig, die Trainingsreize laufend zu erhöhen, denn ohne diese progressive Belastungssteigerung gibt es keinen Leistungszuwachs.

Was bedeutet das für Ihr Training? Wenn Sie mit den Übungen beginnen und ein Band gewählt haben, das Ihrer Leistungsstufe entspricht, sollten Sie am Ende jeder Übung das Gefühl haben, keine weitere Wiederholung zu schaffen. Nach einigen Wochen Training fallen Ihnen die Übungen dann vielleicht schon leichter und Sie schaffen mehr Wiederholungen. Damit haben Sie Ihre Leistung bereits schrittweise gesteigert. Eine andere Möglichkeit der progressiven Belastungssteigerung ist die Wahl eines stärkeren Bandes oder die Erhöhung der Bandspannung. Bei einigen Übungen in diesem Buch finden Sie zusätzlich Hinweise für Fortgeschrittene. Diese Varianten sind in der Regel körperlich anstrengender als die ausführlich dargestellte Übung und eignen sich deshalb ebenfalls dazu, einen kontinuierlichen

Leistungszuwachs zu erzielen. Es reicht also nicht aus, den inneren Schweinehund einmal zu besiegen und überhaupt mit dem Training anzufangen. Sie müssen Ihre Komfortzone im Laufe Ihrer Trainingslaufbahn immer wieder verlassen, die Muskeln fordern und sich immer etwas mehr anstrengen, als sie es üblicherweise tun würden. Bleiben Sie dran! Die Mühe lohnt sich, denn Sie werden mit der Zeit feststellen, wie positiv sich Ihr Körper verändert und welche Kraft in ihm steckt.

Leistungssteigerung durch Abwechslung

Wenn sich trotz Belastungssteigerung kein Fortschritt mehr einstellen will, sollten Sie mehr Abwechslung in Ihr Trainingsprogramm bringen und ein paar Veränderungen vornehmen.

Änderungen im Trainingsablauf und der -durchführung sorgen zudem dafür, dass Sie sich nicht so schnell langweilen und mehr Spaß am Üben haben. Ihre Aufmerksamkeit nimmt mit neuen Übungen zu und es schleichen sich nicht so schnell Gewohnheitsfehler ein. Das soll jetzt aber kein Plädoyer für täglich andere Übungen sein, denn damit verlören Sie die Kontrolle darüber, ob die Übungen Wirkung zeigen. Eine Vergleichbarkeit (wie sind Sie in die Übung gestartet, wo stehen Sie jetzt?) wäre dann nicht mehr gegeben. Verändern Sie Ihr Programm deshalb möglichst nicht, solange Sie damit Erfolg haben, oder nehmen Sie Wechsel im Ablauf oder in der Ausführung nur in größeren zeitlichen Abständen, etwa alle vier bis sechs Wochen, vor.

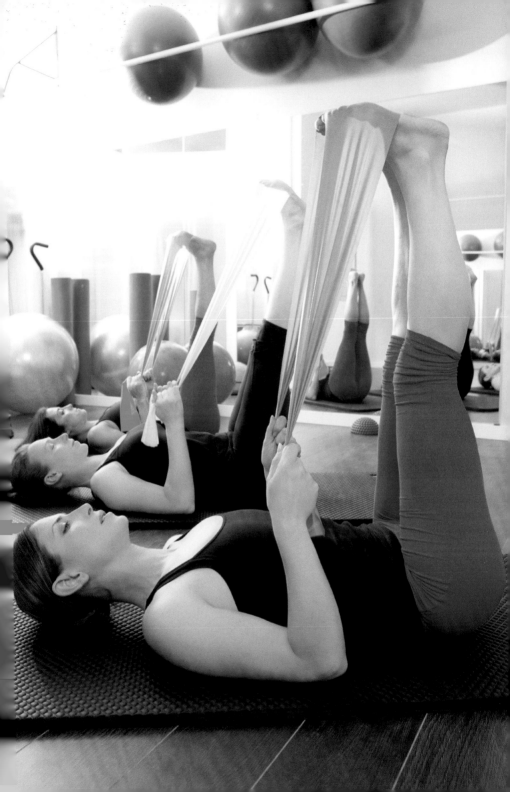

Abwechslung ins Training bringen!

Folgende Möglichkeiten stehen Ihnen zur Verfügung, um mehr Abwechslung in Ihren Trainingsplan zu bringen:

- die Art der Belastung verändern, indem Sie andere Übungen in Ihr Programm aufnehmen, die Bandstärke erhöhen, das Band doppelt nehmen, die Übungen langsamer ausführen, die Übungen erschweren (zum Beispiel durch variable Untergründe)
- den Trainingsumfang variieren, indem Sie öfter pro Woche üben, die Wiederholungen steigern, mehr Sätze ausführen, weniger Pausen zwischen den einzelnen Sätzen einlegen.

Krafttraining mit dem Theraband

Für die Arbeit mit dem Latexband gelten dieselben Prinzipien wie für andere Arten von Krafttrainings auch. Eine Besonderheit stellt hier jedoch das Band selbst dar, beziehungsweise der Widerstand, den es bietet. Dehnen Sie das Band, erhöht sich der Widerstand und Sie müssen sich mehr anstrengen, wenn Sie es noch weiter strecken möchten. Das funktioniert aber nur, solange Sie über Kraftreserven verfügen. Sind Sie mit Ihrer Kraft am Ende, haben Sie also Ihr derzeitiges Limit erreicht, können Sie das Band nicht weiter dehnen. Wird der Muskel müde, reduziert sich automatisch die Dehnung des Bandes und der Widerstand nimmt dadurch ab. Es ist beim Training mit dem Theraband also nicht möglich, dass Sie Ihre Bänder, Gelenke und Muskeln über deren Belastungsgrenze hinaus trainieren. Das Verletzungsrisiko ist dadurch sehr gering.

Grundbegriffe im Krafttraining

Einige Begriffe werden Ihnen in Übungsanleitungen immer wieder begegnen, wenn es um das Training mit dem Theraband geht. Sie stammen aus dem Krafttraining, finden inzwischen auch bei den Übungen mit dem Latexband Anwendung und sollen hier kurz erläutert werden.

Wiederholung

Damit ist ein vollständiger Bewegungsablauf von der Ausgangsstellung über die Muskeldehnung bis zur Muskelkontraktion und zurück in die Ausgangsstellung gemeint. Führen Sie diesen Bewegungsanlauf einmal durch, spricht man von einer Wiederholung.

Satz

Führen Sie mehrere Wiederholungen ohne Pause hintereinander durch, spricht man von einem Satz. In den Übungs-

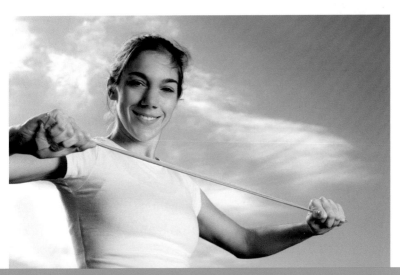

anleitungen am Ende des Buches finden Sie dazu immer den Hinweis „mehrmals wiederholen". Anders ausgedrückt: Führen Sie einen Satz aus. Ein Satz kann aus unterschiedlich vielen Wiederholungen bestehen, abhängig davon, wie fit Sie sind und welches Trainingsziel Sie verfolgen. Ein Leistungssportler wird in den meisten Fällen mehr Sätze ausführen als ein Freizeitsportler, dem es nur darum geht, seine Beweglichkeit zu erhalten.

Trainingsprogramm

Alle verschiedenen Übungen, die Anzahl der Sätze und Wiederholungen bilden zusammen das Trainingsprogramm oder die Trainingseinheit. Wie viele Übungen Sie in Ihr Trainingsprogramm aufnehmen und welche Anzahl Sätze und Wiederholungen Sie durchführen möchten, hängt von Ihrem Fitnessgrad und Ihrem Trainingsziel ab. Gerade zu

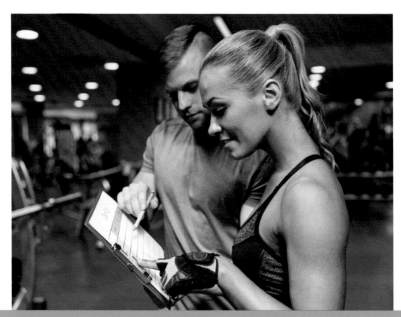

Wie viele Sätze und Wiederholungen für einen Anfänger?

Ein grober Richtwert für ein Trainingsprogramm nach der Eingewöhnungsphase sind drei Sätze mit jeweils acht bis zwölf Wiederholungen für jede Übung. Wählen Sie aus den Übungen Ihrem Trainingsziel entsprechend acht bis zwölf Übungen für Ihr Programm aus.

Beginn des Trainings macht es keinen Sinn, sich zu überfordern. Sie verlieren dadurch nur die Lust an den Übungen. Tasten Sie sich langsam an die Übungen, den Trainingsumfang und die Belastung heran und steigern Sie sich dann kontinuierlich.

Wie fit sind Sie?

Wenn Sie Ihre Zeit bei einem Marathonlauf verbessern möchten, müssen Sie wissen, wie schnell Sie auf dieser Distanz bisher waren. Haben Sie diesbezüglich keine Erfahrungswerte, weil Sie solch eine lange Strecke noch nie gelaufen sind, wäre es hilfreich zu wissen, ob Sie dafür fit genug sind oder Ihre Laufkarriere doch lieber mit einer kürzeren Strecke beginnen sollten. Ähnlich ist es beim Training mit dem Gymnastikband. Auch hier ist es vor Beginn des Trainings sinnvoll herauszufinden, was Sie sich zumuten können. Insbesondere wenn Sie körperlich eingeschränkt sind, an einer chronischen Krankheit wie Diabetes oder Asthma leiden oder vor Kurzem eine Verletzung oder Operation hatten, sollten Sie vor Beginn des Trainings einen Arzt zurate ziehen. Er kann Ihnen sagen, ob und in welchem Umfang Sie trainieren können. Ein ärztlicher Gesundheitscheck kann aber auch sinnvoll sein, wenn Sie lange Zeit keinen Sport mehr gemacht haben.

Natürlich können Sie auch eine Selbsteinschätzung treffen, wie fit Sie sind. Ab Seite 76 finden Sie einen Fitnesstest, der Ihnen dabei helfen soll, Ihren aktuellen Fitnessgrad herauszufinden. Auch im Internet finden Sie für jede Altersgruppe Tests mit einem Fragen- und Auswertungsteil. Abgefragt werden dabei in der Regel die Bereiche Ausdauer, Beweglichkeit, Kraft und Koordination. Typische Fragen für diese Bereiche sind:

- Können Sie 60 Minuten zügig spazieren gehen? Treiben Sie regelmäßig Sport?
- Erreichen Sie mit den Fingerspitzen die Füße, wenn Ihre Beine gestreckt sind? Können Sie Ihren Handrücken auf die Wirbelsäule legen?
- Können Sie eine Zehn-Liter-Getränkekiste zwei Stockwerke hochtragen, ohne abzusetzen? Schaffen Sie mehr als zehn Kniebeugen und Liegestütze hintereinander?
- Können Sie für 20 Sekunden auf einem Bein stehen, ohne sich festzuhalten? Gelingt es Ihnen, auf einer Bodenlinie geradeaus zu laufen?

Beantworten Sie die Fragen eines Bereiches mit Ja oder Nein, ist damit natürlich noch keine verlässliche Aussage

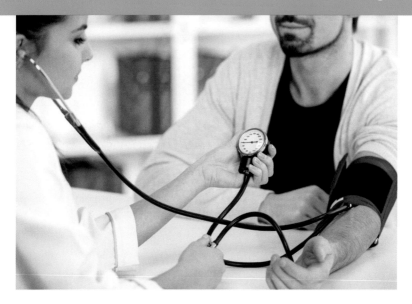

über Ihren Fitnesszustand getroffen. Ja bedeutet nicht zwangsläufig, dass Sie topfit sind und Nein nicht unbedingt, dass Sie weit davon entfernt sind. Ihre Antworten auf solche Selbsteinschätzungstests können Ihnen aber einen ersten Hinweis darauf geben, welche Bereiche Sie verstärkt in Ihrem Training in Angriff nehmen können.

Ihre Selbsteinschätzung hilft Ihnen auch dabei, das farblich passende Band auszuwählen. Halten Sie sich für untrainiert, greifen Sie nach einem leichter dehnbaren Band als wenn Sie trainiert sind. Sind Sie sich unsicher in Bezug auf die richtige Stärke, machen Sie den Test: Können Sie die Übung mit dem Band 15 bis 20 Mal wiederholen und fühlt sich der Muskel danach müde an? Dann stimmt die Stärke. Könnten Sie dagegen noch locker weitertrainieren, ist das Band zu schwach für diese Übung und Sie sollten zur nächsthöheren Stärke greifen.

Führen Sie ein Trainingstagebuch!

Notieren Sie sich, auf welchem Trainingslevel Sie gestartet sind und wie sich Ihre Leistung mit der Zeit verbessert. Schreiben Sie Änderungen in Ihrem Trainingsablauf regelmäßig auf. So sehen Sie auf einen Blick, wo Sie Fortschritte machen und in welchen Bereichen Stagnation eingetreten ist. Mit diesem Wissen können Sie Ihren Trainingsplan optimieren, indem Sie zum Beispiel den Trainingsreiz erhöhen oder die Übungen variieren.

Der Trainingsplan

Natürlich können Sie dieses Buch einfach irgendwo im Übungsteil aufschlagen und die beschriebene Übung ausführen. Damit ist aber weder garantiert, dass Sie Ihrem Trainingsziel näher kommen, noch lassen sich Fortschritte feststellen. Deshalb empfiehlt es sich, zuerst einen Trainingsplan zu erstellen, der auf Ihre Wünsche und Bedürfnisse zugeschnitten ist und mögliche Einschränkungen berücksichtigt. Folgende Fragen sind in diesem Zusammenhang zu klären:

• Welches Trainingsziel haben Sie?
• Welche Übungen wählen Sie aus?
• In welcher Reihenfolge und in welchem Umfang möchten Sie diese Übungen durchführen?

Die Frage nach dem Ziel wurde bereits zu Beginn dieses Kapitels behandelt und vermutlich haben Sie diese Frage bereits für sich geklärt. In Abhängigkeit davon wählen Sie im nächsten Schritt die passenden Übungen für einzelne Muskelgruppen oder ein Ganzkörpertraining aus.

So stellen Sie Ihren Trainingsplan zusammen

Um die Reihenfolge Ihrer Übungen zu bestimmen, bieten sich mehrere Möglichkeiten an. Sie können
• ein ganz klassisches Zirkeltraining planen,
• jede Übung für sich betrachten und in Sätzen durchführen,
• die Übungen nach Körperregionen sortieren und im Wechsel ausführen oder
• nach dem Spieler-Gegenspieler-Prinzip vorgehen.

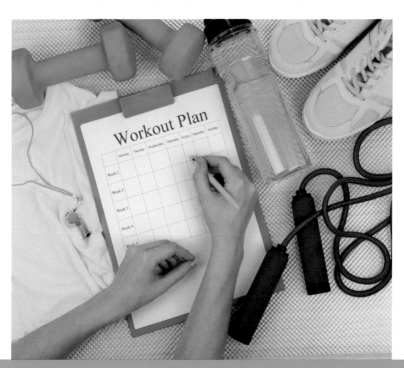

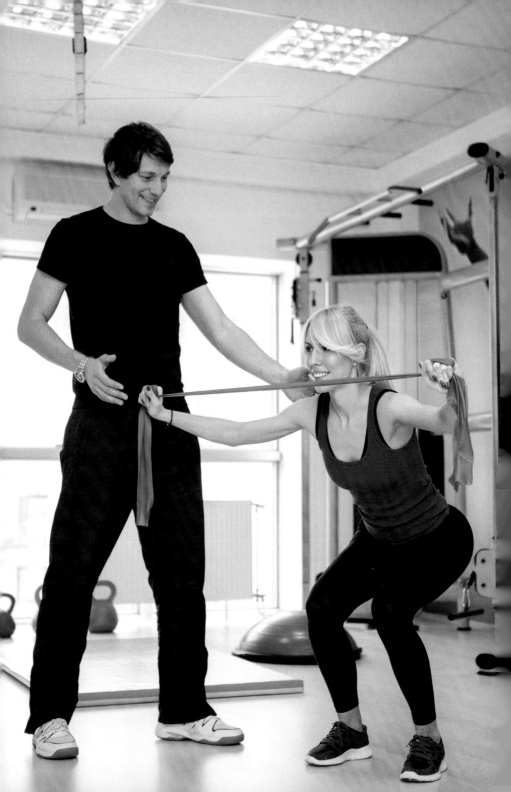

Zirkeltraining

Erinnern Sie sich an die Sportstunden in Ihrer Schulzeit? Dort ist Zirkeltraining auch heute noch eine beliebte Methode, um Kraft und Ausdauer abwechslungsreich zu trainieren. Jede Übung wird einmal in mehreren Wiederholungen ausgeführt und dann wird ohne Pause zur nächsten Aufgabe gewechselt. Haben Sie sich zum Beispiel zehn Übungen ausgesucht, bringen Sie diese in eine beliebige Reihenfolge und führen jede davon genau einen Satz aus, bevor Sie zur nächsten wechseln. Legen Sie vorher fest, wie viele Wiederholungen Ihr Satz hat. Haben Sie alle Übungen einmal abgeschlossen, legen Sie eine Pause ein. Starten Sie anschließend mit einer zweiten oder dritten Runde.

Training nach Sätzen

Bei einem Training nach Sätzen kommt es nicht auf die Reihenfolge der Übungen an. Sie können die Aufgaben beliebig aneinanderreihen und durchführen. Jede von ihnen wird in mehreren Sätzen trainiert und in sich abgeschlossen, bevor Sie zur nächsten wechseln. Zwischen den einzelnen Sätzen pausieren Sie kurz. Gleiches gilt, bevor Sie die nächste Aufgabe in Angriff nehmen. Vorteil dieser Methode ist, dass Sie den Bewegungslauf schneller verinnerlichen, weil Sie sich längere Zeit am Stück mit einer Übung beschäftigen. Ein Nachteil ist, dass die dabei trainierten Muskeln durch die längere Belastungszeit schneller ermüden. Aus diesem Grund sind zwischen den Sätzen Pausen eingebaut, in denen Sie sich erholen können. Auf der anderen Seite haben diese aber zur Folge, dass sich die Gesamttrainingszeit erhöht.

Training nach Körperregionen

Bei dieser Methode wechseln Sie Übungen für den Oberkörper mit solchen für den Unterkörper ab. Trainieren Sie zum Beispiel zuerst Ihre Schulterpartie, folgt darauf dann eine Übung für die Beine, anschließend vielleicht eine für die Arme und dann eine für den unteren Rücken. Sie können diese Methode mit dem Satztraining kombinieren. Ihr Plan sähe dann so aus: Übung 1 für den Oberkörper mit zwei bis drei Sätzen, Pause, Übung 2 für den Unterkörper mit zwei bis drei Sätzen, Pause, Übung 3 für den Oberkörper usw.

Da Sie mit solch einem Trainingsprogramm ganz unterschiedliche Muskelgruppen aktivieren, werden die einzel-

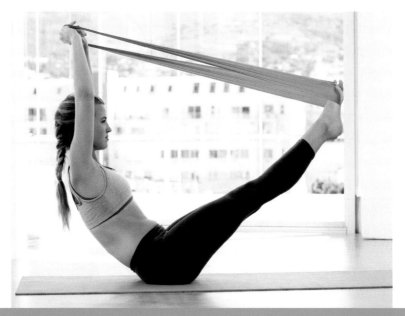

nen Muskeln nicht überanstrengt. Außerdem ist das Training sehr abwechslungsreich. Dafür müssen Sie unter Umständen längere „Umbaupausen" in Kauf nehmen, da das Band einmal an den Händen und dann wieder an den Füßen fixiert werden muss.

Das Training nach Körperregionen eignet sich besonders für ein Ganzkörpertraining. Möchten Sie sowieso nur die Beine oder den Schulterbereich stärken und haben dafür bereits genügend Übungen ausgesucht, würde Ihr Trainingsprogramm zu umfangreich werden, wenn Sie zusätzlich Übungen aus einer anderen Körperregion dazunehmen würden.

Spieler-Gegenspieler-Prinzip

Viele Trainingspläne arbeiten nach dem Spieler-Gegenspieler-(Agonist-Antagonist-)Prinzip, das die Wirkweise der miteinander arbeitenden Muskeln berücksichtigt. Führen Sie eine Bewegung aus, sind daran immer zwei gegensätzlich wirkende Muskeln beteiligt. Der Spieler (Agonist) führt die Bewegung aus und der Gegenspieler (Antagonist) ermöglicht sie. Ein Beispiel: Beugen Sie die Arme, weil Sie zum Beispiel eine Getränkekiste vom Boden aufheben und vor dem Körper halten, übernimmt der Bizeps als Armbeuger die Funktion des Agonisten. Gleichzeitig muss sich aber der Trizeps dehnen. Er fungiert in diesem Fall als Antagonist. Werden die Arme wieder gestreckt, vertauschen sich die Rollen und der Trizeps wird diesmal zur treibenden Kraft, während der Bizeps als Antagonist gedehnt wird.

Ein Training nach diesem Prinzip bedeutet, dass Sie die Übungen so aufeinanderfolgen lassen, dass Sie immer beide Muskeln oder Muskelgruppen beanspruchen, die zu einer Bewegung gehören. Auf eine Bizeps-Übung folgt eine, die den Trizeps fordert, auf eine Übung für die Bauchmuskeln eine für die Rückenmuskulatur. Weitere Gegenspieler sind Brust und oberer Rücken sowie die Oberschenkelvorder- und Oberschenkelrückseite.

Die Wochen- und Monatsplanung

Haben Sie sich Ihre Übungen zusammengestellt, geht es an die Zeitplanung. Sie hilft Ihnen, das regelmäßige Training in Ihren Alltag zu integrieren, schützt Sie vor Überforderung und dient als Indikator für Ihren Trainingserfolg.

Woche 1-6

Die ersten Trainings-Wochen geht es vor allem darum, sich mit dem Training vertraut zu machen und die Muskeln langsam an die Belastung heranzuführen. Starten Sie mit zwei Trainingseinheiten pro Woche und mit einem leichten Band. Gerade für Trainingsneulinge ist eine behutsame Vorgehensweise wichtig, um einem frühzeitigen Ausbrennen vorzubeugen. Konzentrieren Sie sich vor allem darauf, die Übung korrekt auszuführen. Bei ungewohnten Bewegungsabläufen kann es helfen, den Ablauf vorher im Kopf durchzugehen und trocken, d. h. ohne Band, zu trainieren. Führen Sie pro Übung maximal zwei Sätze mit jeweils acht bis zwölf Wiederholungen aus.

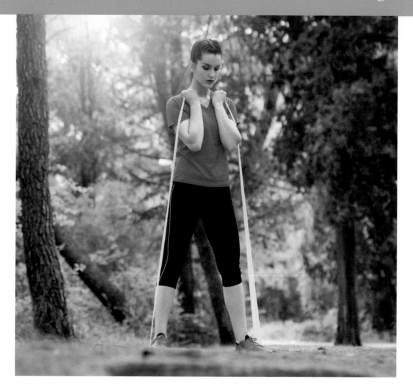

Woche 6-12

Wenn Sie mit den gewählten Übungen gut zurechtkommen, steigern Sie nun die Intensität des Trainings. Wählen Sie entweder ein stärkeres Band oder erhöhen Sie die Anzahl der Wiederholungen auf 15. Sie können auch einen Satz mehr als in den Anfangswochen durchführen, also maximal drei Sätze pro Übung.

Ab Woche 13

Überprüfen Sie die Bandstärke und wählen Sie bei Bedarf die nächststärkere Farbe. Variieren Sie die Übungen, um den Schwierigkeitsgrad zu erhöhen, oder nehmen Sie neue Übungen in Ihr Programm auf.

Allgemeine Trainingshinweise

Unabhängig davon, ob Sie gerade erst mit dem Theraband-Training begonnen haben oder bereits seit Monaten dabei sind, sollten Sie ein paar Regeln beherzigen.

- Wärmen Sie sich vor jeder Trainingseinheit mit ein paar Übungen auf. Planen Sie dafür 5–10 Minuten Zeit ein. Mit dem Aufwärmen der Muskeln bereiten Sie diese auf die kommende Belastung vor und minimieren das Verletzungsrisiko.

- Führen Sie die Übungen korrekt und kontrolliert aus. Das kann zu Beginn etwas mehr Zeit in Anspruch nehmen, aber gerade im Anfängerstadium ist Qualität wichtiger als Quantität, damit sich in den ungewohnten Bewegungsablauf keine dauerhaften Fehler einschleichen.

- Atmen Sie ruhig und gleichmäßig mit der Belastung aus und nach der Anstrengung ein. Halten Sie nicht die Luft an. Gelingt Ihnen das nicht, ist die Übung vielleicht zu anstrengend für Sie. Wählen Sie eine Bandstärke niedriger und probieren Sie es noch einmal.

- Dehnen Sie sich nach dem Training. So entspannen Sie die Muskeln und beugen Muskelverkürzungen vor. Ein leichtes Ziehen im gedehnten Muskel ist normal, Schmerzen sind es dagegen nicht.

- Trainieren Sie nicht, wenn Sie Schmerzen oder einen Infekt haben. Setzen Sie mit dem Training aus, bis Sie wieder gesund sind. Treten Schmerzen während einer Übung auf, üben Sie nicht weiter. Machen Sie eine Pause. Vergehen die Schmerzen nicht, sollten Sie einen Arzt aufsuchen.

Aufwärmübungen

Sie bringen den Kreislauf in Schwung und die Muskeln auf Betriebstemperatur. Variieren Sie die folgenden Übungen ganz nach Lust und Laune.

Auf der Stelle marschieren
Laufen Sie auf der Stelle. Führen Sie Ihre Arme gegengleich mit. Wenn Sie das rechte Bein heben, geht der linke Arm mit nach oben und umgekehrt. Verändern Sie die Höhe der Knie und ziehen Sie diese auch mal bis auf Hüfthöhe. Variieren Sie das Tempo und joggen Sie auf der Stelle.

Hampelmann
Stehen Sie mit schulterbreit geöffneten Beinen aufrecht, die Arme liegen an der Hosennaht, also seitlich am Körper. Springen Sie ein Stückchen in die Luft und in die Grätsche.

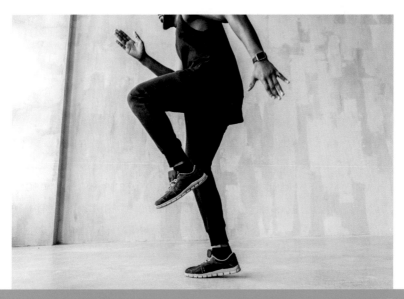

Gleichzeitig heben Sie die Arme über den Kopf. Bei der Landung stehen die Füße deutlich weiter als hüftbreit auseinander, die Arme sind über dem Kopf und die Handflächen zeigen zueinander. Springen Sie erneut und führen Sie die Arme und die Füße zurück in die Ausgangsstellung.

Poklatscher

Joggen Sie auf der Stelle und ziehen Sie abwechselnd die Unterschenkel so stark an, dass Sie mit dem Fuß das Gesäß berühren.

Treppen steigen

Treten Sie mit beiden Füßen nacheinander auf eine niedrige Treppenstufe und in derselben Reihenfolge wieder hinunter. Wiederholen Sie diese Übung mehrmals und wechseln Sie dann das Anfangsbein.

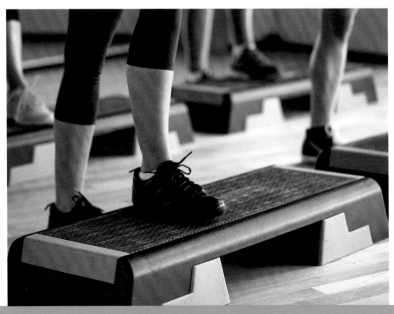

Fahrrad fahren

Legen Sie sich in Rückenlage auf eine Übungsmatte und winkeln Sie die Beine in der Hüfte rechtwinklig ab. Stützen Sie die Hände in die Hüfte. Führen Sie dann mit den Unterschenkeln kreisförmige Bewegungen aus, als würden Sie Fahrradfahren.

Propeller

Stellen Sie sich hüftbreit hin und heben Sie beide Arme über den Kopf. Bewegen Sie dann einen Arm nach vorne und den anderen in Gegenrichtung nach hinten. Kreisen Sie mit den Armen wie mit einem Propeller. Wechseln Sie die Arme, sodass jeder einmal nach vorne und nach hinten kreisen konnte.

Armkreisen seitwärts

Strecken Sie die Arme zu den Seiten aus. Kreisen Sie die Arme. Zu Beginn sind die Bewegungen nur sehr klein, werden dann aber immer größer und schließlich wieder klein. Kreisen Sie vorwärts und rückwärts.

Einbeinstand

Stellen Sie sich auf ein Bein und strecken Sie die Arme zur Seite. Haben Sie Ihre Balance gefunden, schwingen Sie das freie Bein vor und zurück. Anschließend das Bein wechseln.

Rumpfdrehen

Stehen Sie aufrecht im Parallelstand. Die Beine sind hüftbreit auseinander. Drehen Sie den gesamten Oberkörper nach hinten. Die Arme liegen seitlich am Körper und schwingen mit der Bewegung. Drehen Sie sich so weit Sie können. Kehren Sie in die Ausgangsstellung zurück und wiederholen Sie die Übung zur anderen Seite.

Dehnübungen

Mit ihnen schließen Sie das Training ab und kommen zur Ruhe. Die Muskeln entspannen sich und werden länger. Dehnübungen gibt es für jede Muskelpartie. Wählen Sie in Abhängigkeit von Ihrem Training die passenden aus der folgenden Liste aus.

Unterer Rücken

Gehen Sie in den Vierfüßlerstand und machen Sie einen Katzenbuckel. Die Arme sind gestreckt, die Schultern rund, der Kopf ist gesenkt und der Blick geht Richtung Beine. Gehen Sie anschließend mit der Gegenbewegung leicht ins Hohlkreuz.

Oberer Rücken

• Setzen Sie sich auf den Boden, ziehen Sie die Knie leicht an und greifen Sie mit den Händen Ihre Fußsohlen. Der Rücken ist rund, der Kopf ruht zwischen den Knien.

• Stellen Sie sich aufrecht hin, die Füße stehen hüftbreit auseinander. Strecken Sie die Arme nach vorne aus und verschränken Sie die Hände so, dass die Handflächen nach außen zeigen. Schieben Sie die Arme so weit wie möglich nach vorne und runden Sie Ihren Rücken dabei.

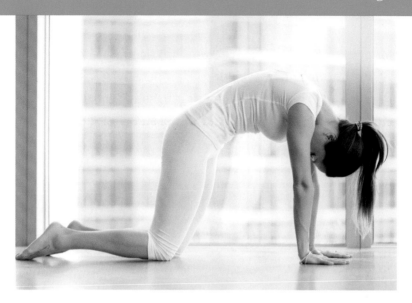

Bauch

Stellen Sie sich mit gegrätschten Beinen aufrecht hin. Führen Sie den rechten Arm lang nach oben und weiter zur linken Seite, bis Sie ein Ziehen in der Seite spüren. Für ein paar Sekunden halten und dann die Seite wechseln.

Brustmuskulatur

Gehen Sie in den Vierfüßlerstand. Strecken Sie die Arme weit nach vorne aus, schieben Sie das Gesäß nach hinten und drücken Sie die Brust Richtung Boden.

Oberschenkelrückseite

• Stellen Sie sich in Schrittstellung. Ziehen Sie die Zehen des rechten Fußes nach oben, das Bein ist durchgestreckt. Das linke Bein ist leicht gebeugt. Neigen Sie sich aus der Hüfte mit dem Oberkörper leicht nach vorn. Halten Sie die Dehnung und wechseln Sie dann das Bein.

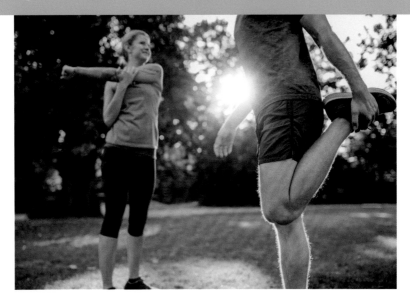

- Stellen Sie sich aufrecht hin. Die Füße stehen hüftbreit auseinander. Beugen Sie den Oberkörper und versuchen Sie, mit den Fingern den Boden zu berühren. Halten Sie Ihre Position für ein paar Sekunden und gehen Sie dann noch ein bisschen weiter in die Dehnung.

Oberschenkelvorderseite

Knien Sie sich im Kanutenstand auf den Boden. Das vordere Bein ist aufgestellt. Der Arm derselben Körperseite liegt locker auf dem Knie. Greifen Sie nun mit dem anderen Arm den Knöchel des hinteren Beins und ziehen Sie das Bein langsam nach oben in Richtung Gesäß. Danach wechseln.

Beinvorderseite

Stellen Sie sich hüftbreit hin und ziehen Sie ein Bein mit der Hand am Fußgelenk an das Gesäß. Anschließend das Bein wechseln.

Waden

Stellen Sie sich in Schrittstellung. Beugen Sie das vordere Knie leicht, das hintere Bein bleibt gestreckt, die Ferse am Boden. Bein wechseln.

Gesäß

Sie stehen im Parallelstand. Heben Sie ein Bein angewinkelt an und greifen Sie mit den Händen den Unterschenkel. Ziehen Sie das Bein so hoch an die Brust, wie Sie können. Anschließend das Bein wechseln.

Schultern

Stellen Sie sich aufrecht hin und greifen Sie mit dem rechten Arm den linken Ellbogen. Ziehen Sie ihn vor die Brust. Die Schulter sollte tief bleiben. Danach die Seite wechseln.

Nacken

- Neigen Sie den Kopf so weit wie möglich auf die Seite. Das Ohr zeigt Richtung Schultern. Verstärken Sie die Dehnung, indem Sie die Hand auf den Kopf legen und ihn leicht weiter Richtung Schulter ziehen.
- Neigen Sie den Kopf zur Seite und wandern Sie dann in einer langsamen Kreisbewegung über die Brust (Blick nach unten) bis zur anderen Schulterseite und wieder zurück.

Oberarm

Stellen Sie sich hüftbreit hin und legen Sie die Arme hinter den Kopf. Winkeln Sie einen Arm so an, dass Sie den Rücken zwischen den Schulterblättern mit der Hand berühren

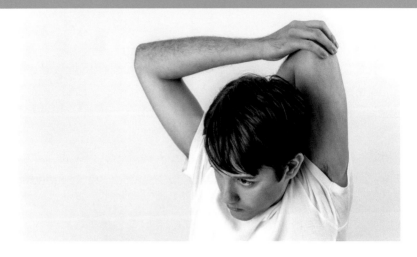

können. Fassen Sie mit der anderen Hand den nach oben zeigenden Ellbogen und ziehen Sie ihn nach unten. Die Schultern bleiben tief. Anschließend wechseln.

Unterarme

Stellen Sie sich hüftbreit und aufrecht hin. Greifen Sie mit der linken Hand die rechte Handinnenfläche und ziehen Sie diese Richtung Körper. Halten Sie die Spannung ein paar Sekunden und wechseln Sie dann die Hände.

Ein Wort zum Thema Muskelkater

Ein Muskelkater galt früher als Bestätigung dafür, sich richtig angestrengt und hart trainiert zu haben. Er ist tatsächlich ein Zeichen für eine Überanstrengung der Muskeln und deshalb nicht erstrebenswert. Sinnvoller ist ein Training, bei dem Sie die Muskeln fordern, ohne sie zu überfordern. Deshalb ist es auch ratsam, mit dem Training langsam zu beginnen und sich dann zu steigern, damit sich Ihre Muskeln an die zunehmende Belastung gewöhnen können. Üben Sie lieber häufiger und dafür in kleineren Einheiten, als plötzlich exzessiv zu trainieren und dann wochenlang gar nicht mehr.

Was passiert bei einem Muskelkater? Belasten Sie die Muskeln zu stark, kommt es zu Mikroverletzungen der Muskelfasern. Diese Verletzungen entstehen vor allem bei abbremsenden Bewegungen. Deshalb tritt Muskelkater eher auf, wenn man einen Berg hinabsteigt. Das Hochsteigen stellt dagegen oft kein Problem dar. Die kleinen Muskelverletzungen verursachen Schmerzen, die jedoch erst ein bis zwei Tage nach der Überanstrengung auftreten. Der Muskel wird steif und empfindlich und es dauert einige Tage, bis die Beschwerden wieder abklingen und der Muskel wieder voll belastbar ist. Hat es Sie erwischt und der Muskelkater ist da, können Sie die Schmerzen mit Wärme lindern. Auch leichte Bewegung ist durchblutungsfördernd und heilsam.

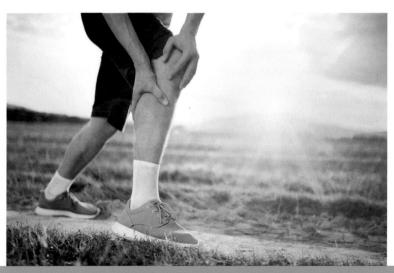

Test: Wie sieht es mit Ihrer Fitness aus?

Nun ist es endlich so weit! Sie sind perfekt ausgerüstet, voller Motivation und wollen endlich anfangen. Nun stellt sich nur noch die Frage: Mit einem Einstiegspensum anfangen oder doch eher ein Programm für Fortgeschrittene? Folgende Tests liefern Ihnen eine Orientierung.

Nur weil man früher mal eine glänzende Kondition hatte, bedeutet das nicht, dass davon noch etwas übrig ist. Ähnliche Fehleinschätzungen hängen oft mit der Trainingsintensität zusammen. Diese einfachen Tests verraten Ihnen mehr:

Messen Sie Ihren Maximalpuls
Laufen Sie eine Minute auf der Stelle. Steigern Sie Ihr Tempo dabei, so sehr Sie können. Alternativ können Sie auch eine Minute Hampelmänner machen. Messen Sie davor und danach Ihren Puls.

Ruhepuls .... Schläge/Minute
1 Minute Laufen .... Schläge/Minute
1 Minute Hampelmann .... Schläge/Minute

Maximalpuls:
226 – _____ (Alter) = ... Schläge/Minute

Haben Sie nach einer Minute auf der Stelle laufen bzw. Hampelmänner Ihren Maximalpuls erreicht oder sogar übertroffen?

☐ ja ☐ nein

Wie sieht es mit Ihrer Alltags-Fitness aus?

Es gibt viele Alltagssituationen, bei denen unsere körperlichen Leistungsfähigkeit herausgefordert wird. Wenn Sie z. B. einen 50-Meter-Sprint hinlegen müssen, um Ihren Bus noch zu bekommen,

☐ ... fangen Sie gar nicht erst an zu laufen?
☐ ... schaffen Sie es, sind aber komplett außer Atem?
☐ ... laufen Sie los, steigen in den Bus und fertig?

Kraft-Test: Crunch

Legen Sie sich auf den Rücken, die Füße sind aufgestellt, die Hände liegen hinter dem Kopf, die Ellenbogen weit von den Ohren weggestreckt. Heben Sie nun Kopf und Schultern vom Boden ab, der Rest der Wirbelsäule behält Bodenkontakt. Beachten Sie dabei, dass nur die Bauchmuskeln die Arbeit erledigen sollen. Die Nackenmuskeln sind bei diesem Test enstpannt! Wie lange schaffen Sie das?

☐ 10 Sekunden
☐ bis 30 Sekunden
☐ über 30 Sekunden

Kraft-Test: Wandsitzen

Stellen Sie sich aufrecht mit dem Rücken an eine Wand und lassen sich daran so weit herunterrutschen, dass Ihre Knie einen 90-Grad-Winkel bilden. Wie lange können Sie das aushalten?

☐ 10 Sekunden
☐ bis 30 Sekunden
☐ über 30 Sekunden

Mobilitäts-Test

Beugen Sie langsam Ihren Oberkörper mit fast durchgestreckten Knien nach vorn und versuchen Sie, mit den Fingerspitzen den Boden zu berühren. Wie weit kommen Sie?

☐ bis zu den Knien
☐ bis zu den Schienbeinen
☐ bis zu den Fußspitzen

Beweglichkeits-Test

Legen Sie eine Hand von unten kommend auf Ihren Rücken und führen Sie die andere Hand an Ihrem Kopf vorbei hinter Ihren Rücken. Schaffen Sie es, dass sich Ihre Fingerspitzen berühren?

☐ ja   ☐ nein

Auflösung: Dieser Test soll Ihnen vor Augen führen, wie es mit Ausdauer, Ihrer Mobilität im Alltag, mit der Kraft in einzelnen Muskelgruppen und der Beweglichkeit aussieht. Deshalb gibt es keine Punkte und keine strenge Bewertung. Wie sehen Ihre Ergebnisse nun aus?

- Treiben Sie derzeit nicht regelmäßig Sport?
- Versuchen Sie erst gar nicht, Ihren Bus zu kriegen?
- Schaffen Sie die beiden Kraftübungen höchstens zehn Sekunden lang?
- Landen Ihre Fingerspitzen beim Mobilitäts-Test bei Ihren Knien?
- Bleiben Ihre Fingerspitzen beim Beweglichkeits-Test auf dem Rücken weit voneinander entfernt?

Macht nichts! Dann trainieren Sie eben mit einem Anfängerpensum!

- Treiben Sie mehrmals wöchentlich Sport?
- Lächeln Sie über einen kleinen Sprint zum Bus nur müde?
- Tippen Sie beim Mobilitäts-Test entspannt mit den Fingern auf den Boden?
- Treffen Sich Ihre Fingerspitzen locker auf dem Rücken beim Beweglichkeits-Test?
- Und brechen Sie die Kraftübungen erst ab, wenn Ihnen langweilig wird?

Großartig! Dann wählen Sie natürlich ein Fortgeschrittenenpensum!

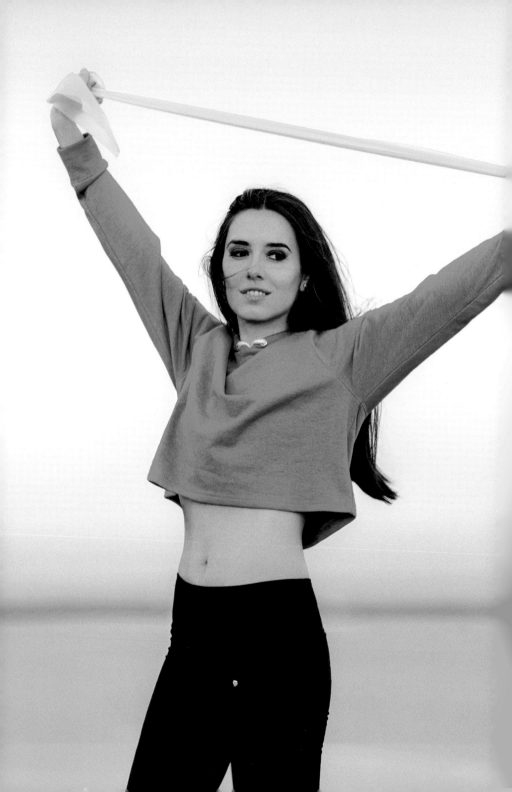

Übungsteil

Im nachfolgenden Übungsteil finden Sie nun jede Menge Übungen mit dem Theraband, die Ihren Muskeln so richtig einheizen werden. Zahlreiche Kraftübungen trainieren hierbei die unterschiedlichen Muskelgruppen von Arme, Brust und Schultern über Nacken, Rücken und Bauch bis hin zu Beine und Gesäß. Darüber hinaus finden Sie noch Übungen, die die Beweglichkeit und Koordination schulen, sowie zahlreiche Ganzkörperübungen, die mehrere Muskelgruppen gleichzeitig trainieren. Die Übungen erfordern neben dem Theraband kaum zusätzliche Ausrüstungsgegenstände und können bequem zu Hause durchgeführt werden. Orientieren Sie sich für Ihren Trainingsplan am besten an dem vorgestellten Plan auf den Seiten 64 bis 65.

Vergessen Sie nicht das Aufwärmen zu Beginn und das Dehnen am Ende des Trainings! Eine ausführliche Auswahl an Aufwärm- und Dehnübungen finden Sie auf den Seiten 67 bis 74. Und dann kann es auch schon losgehen! Wir wünschen Ihnen viel Erfolg beim Trainieren!

Alle Übungen im Überblick

Einfaches Brustdrücken

Das Brustdrücken stärkt Ihre Schultern und Arme. Achten Sie bei der Ausführung der Bewegung darauf, dass die Schultern tief sind. Hochgezogene Schultern belasten das Gelenk und die Übung verliert an Wirkung.

Muskelgruppen: Brust-, Arm- und Schultermuskulatur
Hilfsmittel: keine
Ausgangsposition: Parallelstand

Ausführung
1. Legen Sie das Band flächig in Brusthöhe am Rücken an und greifen Sie die Enden vor dem Körper. Die Füße stehen hüftbreit auseinander.
2. Wickeln Sie die Enden des Therabands doppelt von innen nach außen um Ihre Handgelenke. In der Startposition halten Sie die Hände

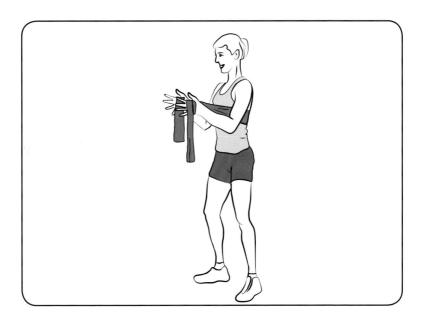

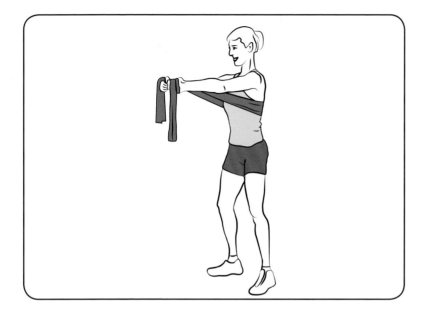

knapp vor der Brust. Die Daumen zeigen nach oben und die Ellbogen sind seitlich angehoben. Das Elastikband ist leicht vorgespannt.

3. Strecken Sie die Arme nach vorne gegen den Widerstand des Bandes aus, bis Ihre Ellbogen fast gestreckt sind. Halten Sie diese Position für ein paar Sekunden. Die Arme bleiben während der gesamten Übung auf Schulterhöhe. Atmen Sie mit dieser Bewegung aus.

4. Führen Sie die Arme kontrolliert und langsam wieder in die Ausgangsposition zurück und atmen Sie dabei ein.

5. Wiederholen Sie die Übung mehrmals.

Variante:

- Führen Sie die Übung in Schrittstellung aus.
- Befestigen Sie das Band in Schulterhöhe an einem festen Gegenstand und von außen nach innen um Ihre Handgelenke. Das Latexband verläuft dann auf der Außenseite Ihrer Oberarme.

Butterfly

Diese Übung ist eine Wohltat für alle, die viel sitzen und häufig über verspannte Schultern klagen. Sie stärkt die hintere Schulter- und Schultergürtelmuskulatur sowie den Armstrecker. Bei korrekter Ausführung bekommen Sie außerdem ein gutes Gefühl für eine aufrechte Körperhaltung.

Muskelgruppen: Brust-, Schulter- und Armmuskulatur
Hilfsmittel: Türanker
Ausgangsposition: leichte Schrittstellung

Ausführung
1. Befestigen Sie das Theraband mit einem Türanker in Schulterhöhe an einer Tür. Schließen Sie die Tür zur Sicherheit ab.
2. Greifen Sie die Bandenden und wickeln Sie diese von außen nach innen zweimal um Ihre Hände. Ihre Arme sind ausgebreitet und be-

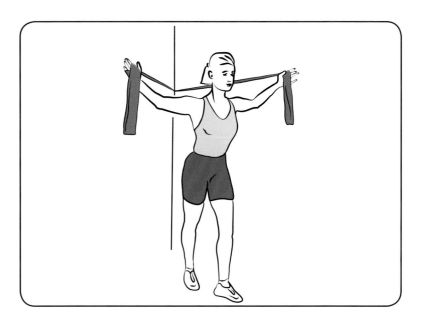

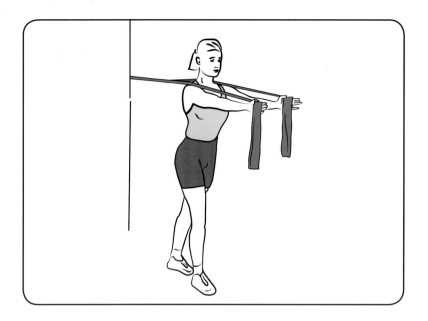

finden sich oberhalb der Schulterhöhe. Die Ellbogen sind leicht angewinkelt. Nehmen Sie eine leichte Schrittstellung ein. Ihr Oberkörper
ist etwas vorgeneigt, aber gerade. Nun sollte das Band etwas vorgedehnt sein.

3. Führen Sie die Arme anschließend nach vorne, bis die Ellbogen
gestreckt sind und sich die Hände in Verlängerung der Schultergelenke befinden. Achten Sie darauf, dass die Schulterblätter tief sind.

4. Halten Sie diese Position kurz, bevor Sie langsam und kontrolliert
in die Ausgangsstellung zurückkehren. Wiederholen Sie die Übung
mehrmals.

Variante:

● Führen Sie die Übung auf einem Stuhl sitzend aus. Achten Sie
dabei besonders darauf, dass Ihr Rücken gerade bleibt und Sie kein
Hohlkreuz machen.

Brustdrücken im Ausfallschritt

Die Haltekraft Ihrer Brust- und Schultermuskeln verbessern Sie mit dieser Übung. Achten Sie besonders darauf, dass sich die Hände ungefähr in Schulterhöhe befinden und die Handgelenke mit den Unterarmen eine gerade Linie bilden.

Muskelgruppen: Brust- und Schultermuskulatur
Hilfsmittel: keine
Ausgangsposition: weite Schrittstellung

Ausführung
1. Stellen Sie sich mit einem Fuß mittig auf das Latexband und wickeln Sie die Bandenden um Ihre Hände. Machen Sie mit dem freien Bein einen weiten Ausfallschritt nach vorne. Heben Sie die Arme etwa in Schulterhöhe. Die Ellbogen zeigen nach außen und die Hände

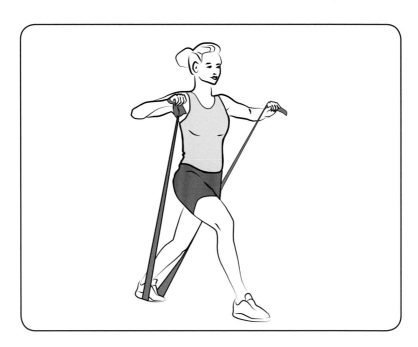

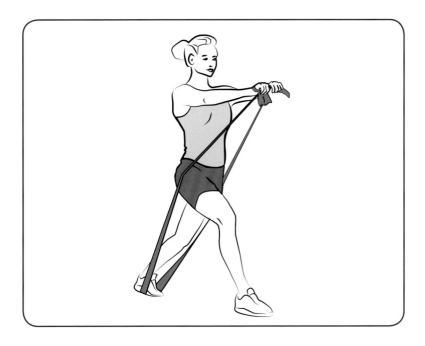

befinden sich seitlich neben der Brust. In dieser Ausgangsstellung ist das Band leicht vorgedehnt.

2. Schieben Sie Ihre Hände nun nach vorne, bis die Ellbogen fast durchgedrückt und die Arme gestreckt sind. Die Bewegung entspricht einem umgekehrten „V", denn in der Endposition liegen die Hände dicht beieinander.

3. Halten Sie die Position ein paar Sekunden, bevor Sie langsam in die Ausgangsposition zurückkehren.

4. Wiederholen Sie die Übung mehrmals und achten Sie dabei darauf, dass die Schultern tief und die Bauchmuskeln angespannt sind.

5. Wechseln Sie anschließend das hintere Bein und führen Sie die Übung noch mal mit derselben Anzahl Wiederholungen aus.

Variante:

● Gehen Sie in der Schrittstellung tief in die Knie. Dadurch trainieren Sie gleichzeitig Ihre Beinmuskulatur.

Armstrecken

Mehr Stabilität im Schultergelenk wird mit dieser Übung erreicht. Die Schulteraußenrotatoren bewegen den Oberarm im Schultergelenk nach hinten. Sie zu stärken verbessert die Körperhaltung und beugt eingefallenen Schultern vor.

Muskelgruppen: Schulteraußenrotatoren
Hilfsmittel: keine
Ausgangsposition: Parallelstand

Ausführung
1. Stellen Sie sich mittig auf das Theraband. Die Füße stehen dabei hüftbreit auseinander.
2. Kreuzen Sie das Band vor dem Körper und wickeln Sie die Enden zweimal von innen nach außen um Ihre Hände. Drehen Sie die Handflächen nach oben und halten Sie diese in Hüfthöhe. In dieser Posi-

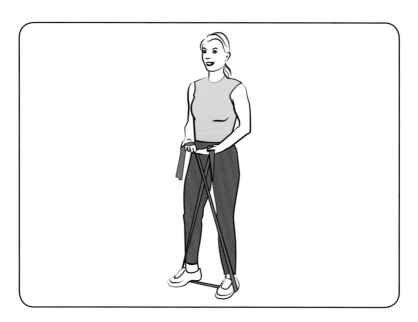

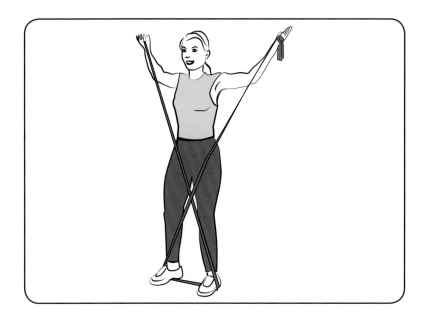

tion sollte sich das Latexband in der Vordehnung befinden. Falls das nicht der Fall ist, spannen Sie das Band nach.

3. Heben Sie die Arme nach oben. Die Bewegung ähnelt einem „V" und wird nach oben offener. Richten Sie Ihren Brustkorb bewusst auf.

4. Sie haben die Endposition erreicht, wenn sich die Hände über dem Kopf befinden, die Ellbogen aber noch nicht vollständig durchgedrückt sind.

5. Lassen Sie die Arme langsam zurück in die Startposition sinken und wiederholen Sie die Übung anschließend noch ein paar Mal.

Variante:

● Für Anfänger: Führen Sie die Übung auf einem Stuhl sitzend aus. Drücken Sie die Füße bewusst auf den Boden und das Latexband.

● Für Fortgeschrittene: Gehen Sie im Stand etwas in die Knie. Dadurch beanspruchen Sie zusätzlich Ihre Beinmuskulatur.

Schulterziehen

Menschen, die viel und lange am Schreibtisch sitzen neigen zu einem runden Rücken mit eingefallenem Brustkorb. Mit dieser Übung steuern Sie gegen und stärken ganz gezielt die Muskulatur zwischen den Schulterblättern.

Muskelgruppen: Schulterblattmuskulatur
Hilfsmittel: eventuell eine Gymnastikmatte
Ausgangsposition: Vierfüßlerstand

Ausführung
1. Befestigen Sie ein Ende des elastischen Bandes an einer Hand, indem Sie es von innen nach außen doppelt um den Handrücken wickeln.
2. Gehen Sie auf dem Boden oder auf der Gymnastikmatte in den Vierfüßlerstand. Die Knie sind hüftbreit auseinander und bilden mit

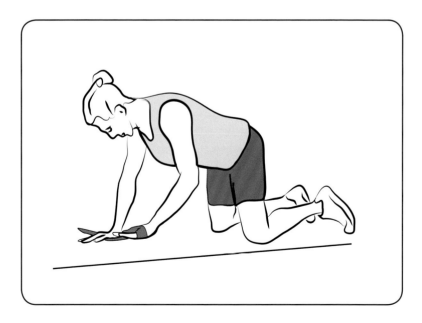

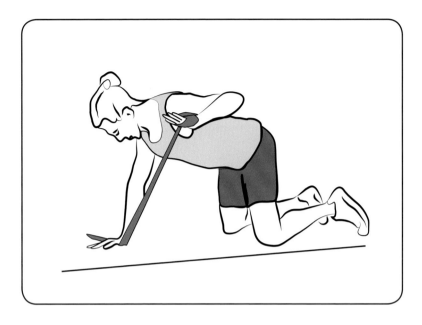

dem Unterschenkel einen rechten Winkel. Die Hände stützen Sie
schulterbreit unter den Schultergelenken auf.

3. Legen Sie das Theraband flach auf die Matte und stützen Sie sich
mit der freien Hand auf das Band, um auch das zweite Ende zu fixieren. Ihre Haltung ist korrekt, wenn die Ellbogen leicht gebeugt sind
und die Wirbelsäule in ihrer natürlichen, leicht geschwungenen
Form verläuft. Spannen Sie die Bauch- und Gesäßmuskeln etwas an,
um die Wirbelsäule in dieser Position zu halten.

4. Heben Sie nun den Arm an, um den das Latexband gewickelt ist,
bis der Oberarm waagerecht zum Boden verläuft. Ober- und Unterarm bilden einen rechten Winkel. Die Handfläche zeigt nach unten,
die Fingerspitzen nach vorne.

5. Halten Sie diese Position ein paar Sekunden und kehren Sie dann
langsam in die Ausgangslage zurück. Mehrmals wiederholen und
dann die Seite wechseln.

Trizepsstrecker im Nacken

Der Trizeps befindet sich an der Rückseite der Oberarme und wird mit zunehmendem Alter immer schlaffer, wenn Sie nicht mit gezieltem Training gegensteuern. Diese Übung stärkt und strafft den Muskel.

Muskelgruppen: Trizeps
Hilfsmittel: keine
Ausgangsposition: Parallelstand

Ausführung
1. Stellen Sie die Füße hüftbreit auseinander und wickeln Sie sich das Theraband zweimal von innen nach außen um jede Hand.
2. Heben Sie die Arme seitlich über den Kopf. Der Oberarm verläuft parallel zum Boden und bildet mit dem Unterarm einen rechten

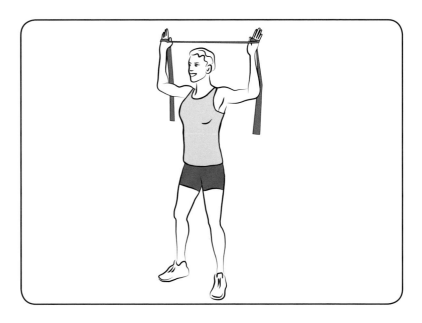

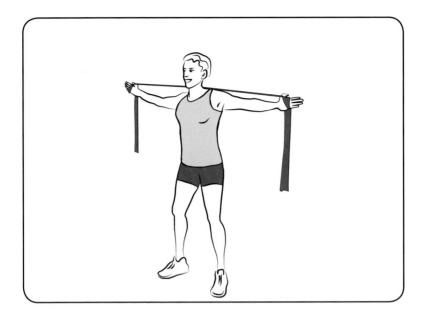

Winkel. Die Handflächen zeigen in Blickrichtung. Das Übungsband verläuft zwischen beiden Händen in leichter Vordehnung.

3. Senken Sie nun die Unterarme nach außen, bis sie in Schulterhöhe mit den Oberarmen eine gerade Linie bilden. Die Haltung der Arme ist symmetrisch und das Band verläuft im Nacken. Achten Sie auf eine aufrechte Haltung, einen gestreckten Hals und tiefe Schultern.

4. Kehren Sie langsam in die Startposition zurück. Die Bewegung hierfür kommt nur aus den Unterarmen. Die Ellbogen bleiben an Ort und Stelle, der Oberkörper bewegt sich nicht und der Kopf bleibt gerade.

Variante:

● Führen Sie die Übung einarmig aus und wechseln Sie nach der gewünschten Anzahl Wiederholungen den Arm.

● Sie können die Übung auch im Sitzen absolvieren. Setzen Sie sich dazu auf die Stuhlkante und achten Sie darauf, den Oberkörper gerade zu halten.

Trizepsstrecker im Rücken

Für diese Übung ist eine gewisse Beweglichkeit Voraussetzung. Mit den Händen müssen Sie hinter dem Rücken bis zur Wirbelsäule greifen können. Achten Sie bei der Durchführung dieser Übung darauf, dass Sie sich unter Belastung nicht nach vorne beugen.

Muskelgruppen: Trizeps, Schulterblattstabilisatoren
Hilfsmittel: Stuhl oder Pezzi-Ball
Ausgangsposition: sitzend

Ausführung
1. Setzen Sie sich auf einen Pezzi-Ball oder einen Stuhl. Die Beine stehen hüftbreit auf dem Boden. Ober- und Unterschenkel bilden einen rechten Winkel.
2. Wickeln Sie das Theraband von innen nach außen um eine Hand und heben Sie diese bis zum Hinterkopf. Der Oberarm bildet die Verlängerung des Rumpfes und der Ellbogen weist in Blickrichtung.

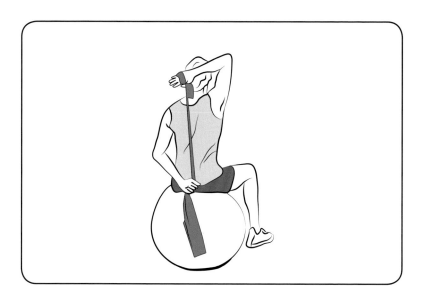

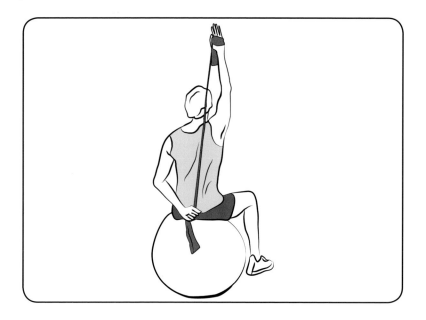

3. Fassen Sie mit der anderen Hand das herabhängende Bandende und halten Sie es in Höhe Ihrer Lendenwirbelsäule fest. In dieser Position sollte sich das Übungsband in Vorspannung befinden.
4. Nun ziehen Sie das Gummiband mit dem oberen Arm Richtung Decke, indem Sie das Ellenbogengelenk strecken. In der Endposition ist das Gelenk nicht ganz gestreckt und die Handfläche zeigt nach vorne.
5. Kehren Sie langsam wieder in die Ausgangsstellung zurück und wiederholen Sie die Übung noch einige Male.
6. Wechseln Sie die Seite und wiederholen Sie die Übung mit der gleichen Anzahl Wiederholungen.

Variante:
- Führen Sie die Übung im Stehen aus.
- Halten Sie beide Arme gebeugt und strecken Sie sie gleichzeitig.

Armbeugen

Drei Muskeln ermöglichen die Beugung des Ellbogengelenks. Den zweiköpfigen Armbeuger trainieren Sie wirkungsvoll, wenn die Handflächen beim Üben nach oben zeigen. Oberarmspeichenmuskel und Armbeuger kommen bei nach unten zeigenden Handflächen zum Einsatz.

Muskelgruppen: Armbeuger (Bizeps)
Hilfsmittel: eventuell Theraband-Griffe
Ausgangsposition: Schrittstellung

Ausführung
1. Die Füße stehen etwa hüftbreit auseinander. Setzen Sie nun einen Fuß in Schrittstellung nach vorne. Unter ihn kommt mittig das Theraband.
2. Fassen Sie die Bandenden und wickeln Sie die losen Enden doppelt von innen nach außen um die Hände oder fassen Sie die Griffe.

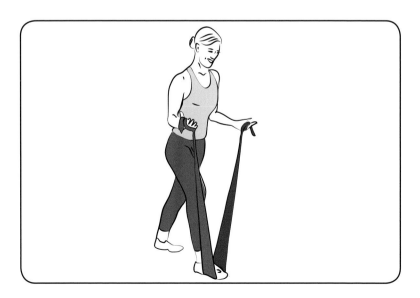

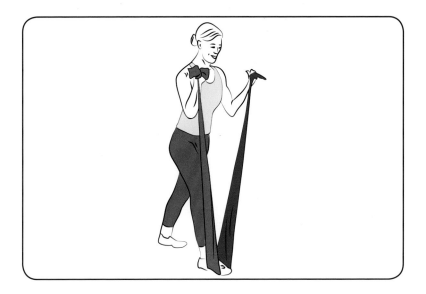

Halten Sie die Hände mit den Handflächen nach oben ungefähr in Taillenhöhe. In dieser Position sollte das Band leicht vorgedehnt sein.

3. Beugen Sie das Ellbogengelenk und heben Sie die Unterarme an. Die Ellbogen verändern ihre Position dabei nicht. Die Handgelenke bleiben gerade und bilden eine Linie mit den Unterarmen.

4. Senken Sie die Arme wieder und wiederholen Sie die Übung noch ein paar Mal.

5. Wechseln Sie den Fuß und führen Sie noch einmal die gleiche Anzahl Wiederholungen aus.

Variante:

- Drehen Sie die Handflächen nach unten und führen Sie die Übung dann aus.
- Stellen Sie sich mit beiden Beinen im Parallelstand auf das Band und dehnen Sie es dann.
- Machen Sie einen weiten Ausfallschritt und strecken Sie dabei das hintere Bein.

Rudern eng

Rudern ist eine ideale Übung, um den oberen Rücken zu kräftigen. Speziell die Muskeln im Bereich der Hals- und Brustwirbelsäule werden gestärkt und unterstützen damit eine gute Haltung.

Muskelgruppen: Brust-, Arm- und obere Rückenmuskulatur
Hilfsmittel: eventuell eine Gymnastikmatte
Ausgangsposition: sitzend

Ausführung
1. Setzen Sie sich mit hüftbreit ausgestreckten Beinen auf den Boden oder auf die Gymnastikmatte. Die Knie sind leicht gebeugt.
2. Wickeln Sie das Band jeweils mittig von außen nach innen einmal um die Füße. Dann liegen die losen Bandenden außen am Fuß. Kreuzen Sie das Latexband in Höhe der Knie und wickeln Sie sich die Enden um die Hände. Wenn Sie aufrecht sitzen, sollten sich Ihre Hände

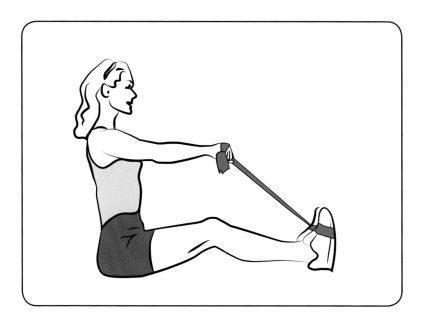

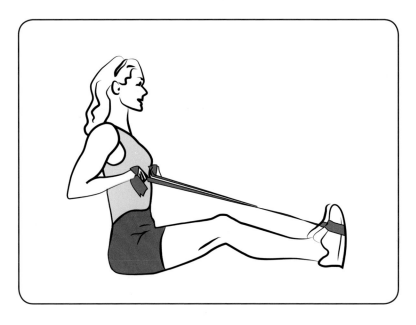

bei locker ausgestrecktem Arm und vorgedehntem Theraband ungefähr in Schulterhöhe über dem Knie befinden.

3. Ziehen Sie die Ellbogen und damit das Latexband so weit es geht
nach hinten. Wichtig ist, dass die Ellbogen dicht am Körper und die
Schultern tief bleiben. Die Handgelenke bilden eine Linie mit dem
Unterarm.

4. Verharren Sie kurz in dieser Position, bevor Sie langsam in die
Ausgangsstellung zurückkehren.

Variante:

● Arbeiten Sie abwechselnd nur mit dem linken oder dem rechten
Arm.

● Verkürzen Sie das Latexband, indem Sie die Beine etwas weiter
öffnen. Dadurch wird der Widerstand des Bandes erhöht.

● Rudern Sie zusammen mit einem Partner. Dazu legt einer von
Ihnen sein Band mittig um das andere. Setzen Sie sich gegenüber.

Rudern weit

Durch die Bewegung der Schultern und Schulterblätter dehnen Sie bei dieser Übung das Theraband. Körperspannung und Balance sind zusätzlich gefordert, um die Position des Körpers für die Dauer der Übung zu halten.

Muskelgruppen: Brust-, Arm- und obere Rückenmuskulatur
Hilfsmittel: eventuell eine Gymnastikmatte
Ausgangsposition: sitzend

Ausführung
1. Setzen Sie sich mit hüftbreit ausgestreckten Beinen auf den Boden oder auf die Gymnastikmatte. Die Knie sind leicht gebeugt.
2. Legen Sie die Mitte des Bandes über beide Füße. Wickeln Sie die Enden vom Fußrücken zur Fußsohle, d. h. von außen nach innen, und kreuzen Sie das Band zwischen Ihren Füßen.

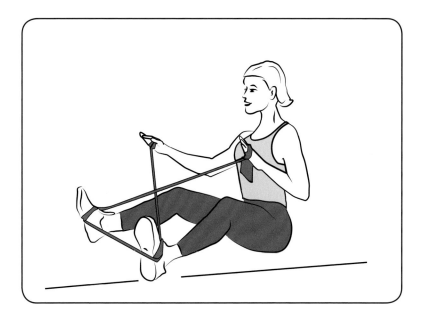

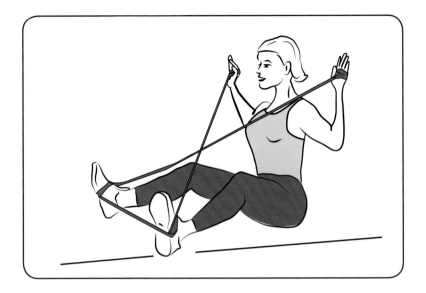

3. Fixeren Sie die Enden an Ihren Händen. Die Handflächen zeigen zum Boden und die Ellbogengelenke bilden einen rechten Winkel, die sogenannte U-Halte. In dieser Position sollte das Theraband leicht vorgedehnt sein.

4. Ziehen Sie die Schultern nach hinten. Dadurch heben sich die Arme und die Handflächen zeigen nach vorne, die Fingerspitzen nach oben. Der Winkel zwischen Unter- und Oberarm verändert sich dabei nicht. Achten Sie darauf, nicht in Rücklage zu gehen.

5. Kehren Sie langsam in die Ausgangsposition zurück und wiederholen Sie die Übung noch mehrmals.

Variante:

● Führen Sie die Bewegung nicht aus der Schulter, sondern aus dem Ellbogen heraus und ziehen Sie das gekreuzte Band in Brusthöhe nach hinten. Die Handflächen zeigen die ganze Zeit zum Boden und die Schultern bleiben tief.

Rudern mit Rotation

Neben der Stärkung der oberen Rumpfmuskulatur verbessern Sie mit dieser Übung auch Ihre Körperspannung und die Beweglichkeit der Wirbelsäule. Drehen Sie Ihren Oberkörper aber nur, wenn Sie dabei keine Schmerzen haben.

Muskelgruppen: Brust-, Arm- und obere Rückenmuskulatur
Hilfsmittel: Fußschlaufe, eventuell eine Gymnastikmatte
Ausgangsposition: sitzend

Ausführung

1. Setzen Sie sich mit hüftbreit ausgestreckten Beinen auf den Boden oder auf die Gymnastikmatte. Die Knie sind leicht gebeugt.
2. Ein Bandende des Latexbandes befestigen Sie an der Fußschlaufe und diese an Ihrem linken Fuß. Wickeln Sie das Band dann um den rechten Fuß. Befestigen Sie das lose Ende an Ihrer linken Hand, indem Sie es zweimal von innen nach außen um sie legen.

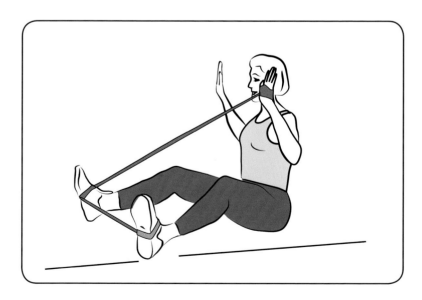

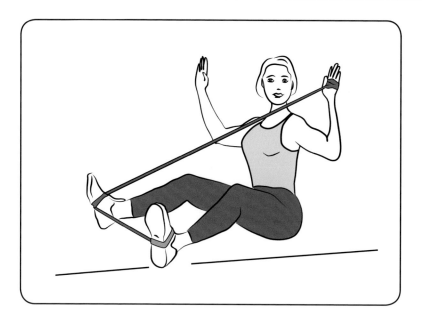

3. Halten Sie die Hand mit dem Übungsband so, dass die Handfläche nach vorn zeigt und das Ellbogengelenk einen rechten Winkel bildet. Heben Sie den anderen Arm in die gleiche Position.

4. Drehen Sie den Oberkörper langsam nach links gegen die Dehnung des Therabands. Die Haltung der Arme verändert sich dabei nicht.

5. Drehen Sie sich langsam zurück und wiederholen Sie diese Rotation noch einige Male.

6. Führen Sie die Übung auch mit der Rotationsbewegung in die andere Richtung aus. Ziehen Sie die Fußschlaufe über den rechten Fuß und das andere Ende des Bandes um die rechte Hand.

Tipp:

● Die Übung gelingt leichter, wenn Sie die Körpermitte anspannen. Ziehen Sie dazu den Bauchnabel nach innen.

Wirbelsäulen-Mobilisation

Die Dehnung der seitlichen Rumpfmuskulatur sollte für alle, die beruflich viel sitzen, zum Standardprogramm gehören. Die Übung hält die Lendenwirbelsäule beweglich und beugt Rückenschmerzen vor.

Muskelgruppen: seitliche Rumpfmuskulatur, Schulter- und Nackenmuskulatur
Hilfsmittel: Stuhl
Ausgangsposition: sitzend

Ausführung
1. Legen Sie das Theraband flächig auf einen Stuhl. Setzen sich auf das Band und wickeln Sie sich die Enden doppelt von außen nach innen um die Hände.
2. Heben Sie die Arme in Schulterbreite über den Kopf. In dieser Position sollte das Latexband leicht vorgespannt sein.

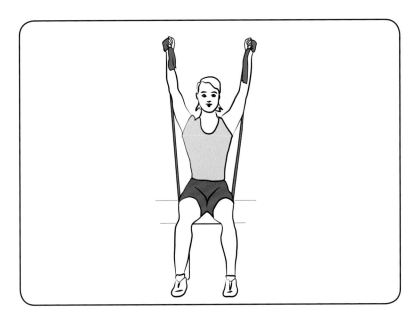

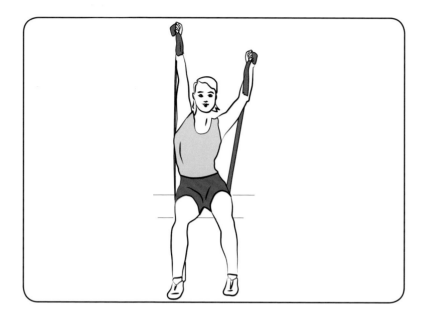

3. Schieben Sie einen Arm nun weiter Richtung Decke und heben Sie dabei gleichzeitig das Gesäß auf der gegenüberliegenden Körperseite an. Linker Arm – rechte Gesäßseite und umgekehrt.

4. Kehren Sie langsam in die Ausgangsposition zurück und wechseln Sie dann die Körperseite.

5. Führen Sie die Übung mehrmals im Wechsel aus. Achten Sie dabei besonders darauf, die Wirbelsäule nicht zu drehen und den Kopf aufrecht und gerade zu halten.

Variante:

● Führen Sie die Übung im Stehen aus. Stellen Sie sich im Parallelstand mit dem Vorderfuß auf das Band. Strecken Sie den Arm nach oben aus und heben Sie gleichzeitig den Fuß auf der gegenüberliegenden Körperseite an, bis nur noch der Ballen Kontakt zum Boden hat. Diese Variante trainiert zusätzlich die Balance.

Beinstrecker

Den Rücken stärken und zusätzlich für einen knackigen Po sorgen, gelingt Ihnen mit dieser Übung. In der Variante für Fortgeschrittene trainieren Sie außerdem Ihr Gleichgewicht.

Muskelgruppen: obere Rückenmuskulatur, Gesäß- und hintere Oberschenkelmuskulatur
Hilfsmittel: eventuell eine Gymnastikmatte
Ausgangsposition: Vierfüßlerstand

Ausführung
1. Gehen Sie auf dem Boden oder auf der Gymnastikmatte in den Vierfüßlerstand. Wickeln Sie die Mitte des Latexbands flächig um einen Fuß und fixieren Sie die Bandenden jeweils an einer Hand. Achten Sie auf eine leichte Vordehnung.

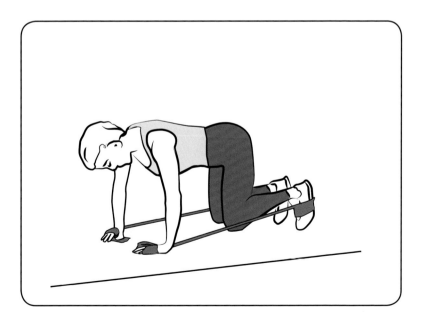

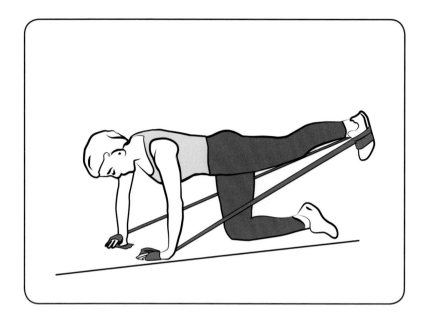

2. Strecken Sie das Bein mit dem Theraband gerade nach hinten aus. Es sollte eine Linie mit dem Körper bilden. Die Fußspitze zeigt nach unten, der Kopf bildet die Verlängerung der Wirbelsäule.
3. Finden Sie Ihre Balance. Das gelingt leichter, wenn Sie die Körpermitte anspannen und den Bauchnabel nach innen ziehen. Atmen Sie ruhig.
4. Ziehen Sie das Bein wieder an, bis Sie in der Startstellung angekommen sind.
5. Strecken und beugen Sie das Bein noch mehrmals, bevor Sie die Übung auch mit dem anderen Bein ausführen.

Variante:

● Für Fortgeschrittene: Strecken Sie gegengleich mit dem Bein auch einen Arm aus. Das linke Bein zusammen mit dem rechten Arm und umgekehrt. Achten Sie auf eine gleichmäßige Atmung und eine gute Körperspannung. Das erleichtert es, die Balance zu halten. Können Sie Ihr Gleichgewicht gut halten, führen Sie die Übung durch, ohne Arm und Bein auf dem Boden abzusetzen.

Kopfdreher

Verspannungen im Nacken und Kopfschmerzen können Sie entgegenwirken, indem Sie die Muskeln im Nackenbereich stärken. Mit dieser Übung stabilisieren Sie die Halswirbelsäule und sorgen so langfristig dafür, dass Beschwerden im Nacken- und Schulterbereich abnehmen.

Muskelgruppen: Nackenmuskulatur
Hilfsmittel: Stuhl
Ausgangsposition: sitzend

Ausführung
1. Legen Sie die Mitte des Latexbandes flächig an Ihren Hinterkopf. Führen Sie die beiden Enden von hinten nach vorne um den Kopf und kreuzen Sie das Band vor der Stirn. Fassen Sie die Enden.

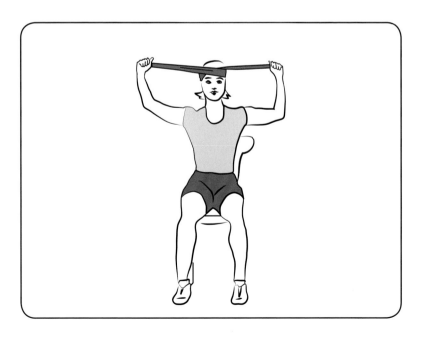

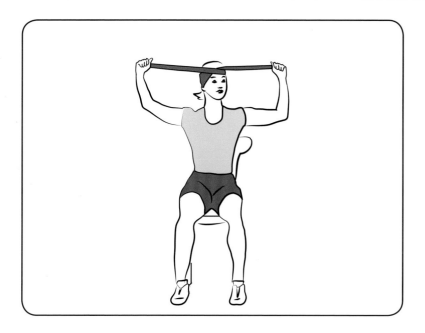

2. Heben Sie die Arme in U-Halte über den Kopf. Ober- und Unterarm bilden dabei einen rechten Winkel. In dieser Position sollte sich das Band in leichter Vordehnung befinden.

3. Senken Sie den Kopf so weit, dass der Nacken gestreckt ist und eine Linie mit der Wirbelsäule bildet. Die Schultern sind tief. Ziehen Sie die Schulterblätter Richtung Wirbelsäule.

4. Geben Sie etwas mehr Zug auf das Band in Ihrer linken Hand und drehen Sie dann den Kopf behutsam nach rechts. Der Blick geht geradeaus. Halten Sie diese Position.

5. Kehren Sie langsam mit dem Kopf in die Mittelstellung zurück, indem Sie den Druck auf das Theraband verringern. Wiederholen Sie diese Bewegung noch ein paar Mal.

6. Ziehen Sie anschließend das Band auf der rechten Seite an und drehen Sie den Kopf nach links.

Variante:
- Führen Sie die Übung im hüftbreiten Parallelstand aus.

Aufrichten im Sitzen

Mit dieser Übung stärken Sie die Aufrichtemuskulatur der Brustwirbelsäule. Ihre Körperhaltung verbessert sich dadurch mit der Zeit. Achten Sie beim Trainieren darauf, mit den Händen keinen Zug auf den Nacken auszuüben.

Muskelgruppen: obere Rückenmuskulatur
Hilfsmittel: Stuhl
Ausgangsposition: sitzend

Ausführung
1. Setzen Sie sich auf die Enden des Latexbandes. Kreuzen Sie das Band vor dem Bauch und legen Sie es über Ihre angewinkelten Ellbogen. Probieren Sie so lange mit der Ausgangsposition, bis die Vorspannung des Übungsbandes stimmt. Wenn nötig, können Sie die Enden auch verknoten.

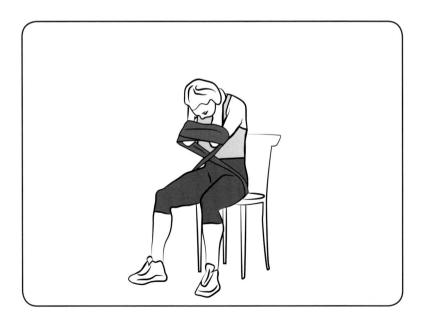

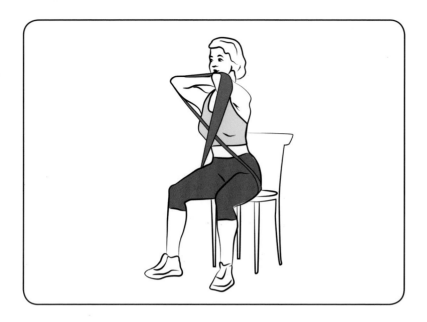

2. In der Ausgangsposition zeigen die Ellbogen nach vorne und die Hände sind locker im Nacken verschränkt. Der Oberkörper ist eingesunken, der Blick geht zu Boden.

3. Richten Sie sich gegen den Widerstand des Therabandes auf. Die Bewegung kommt dazu aus der Wirbelsäule. Im Laufe der Bewegung zeigen die Ellbogen erst nach vorne und dann nach oben – abhängig davon, wie weit Sie sich aufrichten können.

4. Halten Sie die Position und lassen Sie sich dann langsam wieder in die Anfangsstellung zurücksinken. Wiederholen Sie die Übung mehrmals.

Variante:

● Atmen Sie mit dem Aufrichten ein und mit dem Zusammensinken wieder aus. Versuchen Sie, die Bewegung mit Ihrem Atem zu koordinieren.

Latissimuszug

Der Latissimus ist der flächenmäßig größte Muskel des Menschen. Durch ihn können Sie die Hand auf den Rücken legen oder Klimmzüge machen. Deren Bewegungsablauf ist dem in dieser Übung sehr ähnlich.

Muskelgruppen: obere Rückenmuskulatur
Hilfsmittel: keine
Ausgangsposition: Parallelstand

Ausführung
1. Die Füße stehen im Parallelstand etwa hüftbreit auseinander. Legen Sie die Enden des Latexbandes doppelt von außen nach innen um Ihre Hände und öffnen Sie die Arme etwas mehr als schulterbreit. Die Handflächen zeigen nach vorne. In dieser Position sollte das Theraband leicht vorgespannt sein.

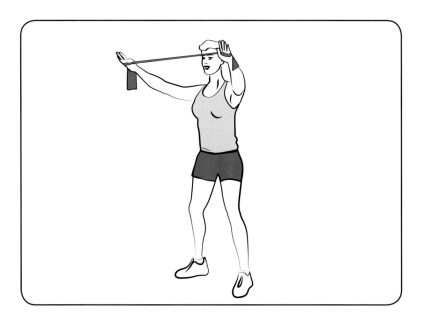

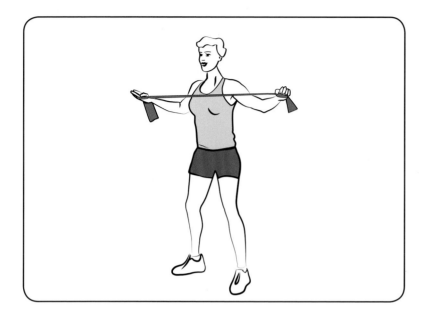

2. Gehen Sie leicht in die Knie und beugen Sie den Oberkörper etwas vor. Der Rücken bleibt dabei gerade, der Kopf befindet sich in der Verlängerung der Wirbelsäule. Der Blick geht nach vorne auf den Boden.

3. Senken Sie die Arme bis auf Schulterhöhe und ziehen Sie das Band dabei auseinander und vor Ihre Brust. Die Schulterblätter sind tief und der Kopf bleibt gerade.

4. Kehren Sie langsam in die Ausgangsposition zurück und wiederholen Sie die Übung anschließend noch mehrere Male.

Variante:

- Für Anfänger: Führen Sie die Übung im Sitzen durch.
- Für Fortgeschrittene: Führen Sie Übung mit nur einem Arm aus. Der andere bleibt in der Ausgangsposition und spannt das Theraband gegen die Bewegung. Mehrmals wiederholen und dann die Seiten wechseln.

Latissimuszug in Bauchlage

Rücken-, Arm- und Schulterpartie werden mit dieser Übung gekräftigt. Besonders beansprucht wird herbei der Große Rückenmuskel, der Latissimus.

Muskelgruppen: obere Rückenmuskulatur
Hilfsmittel: eventuell eine Gymnastikmatte
Ausgangsposition: Bauchlage

Ausführung
1. Legen Sie sich in Bauchlage auf den Boden oder auf die Gymnastikmatte. Wickeln Sie das Theraband jeweils zweimal von außen nach innen um die Hände. In vorgespannter Position sollten Ihre Hände dann etwa schulterbreit auseinander sein.
2. Strecken Sie die Arme mit dem Übungsband nach vorne über den Kopf aus. Halten Sie sie in der sogenannten U-Halte, d. h., Ober- und

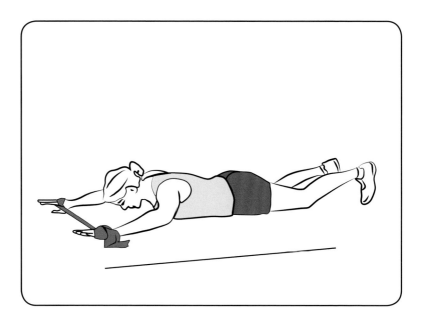

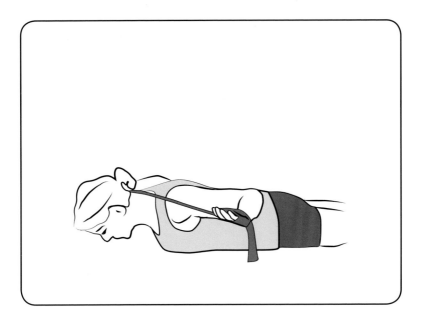

Unterarm bilden einen rechten Winkel. Die Füße sind aufgestellt, der Kopf bildet die Verlängerung der Wirbelsäule.

3. Spannen Sie die Körpermitte und das Gesäß an und heben Sie die Arme parallel zum Boden ab.

4. Ziehen Sie das Übungsband auseinander und nach hinten über Ihren Kopf. Bewegen Sie dabei die Schulterblätter Richtung Wirbelsäule und nach unten. Halten Sie die Körperspannung und drücken Sie die Fußspitzen fest auf die Matte.

5. Kehren Sie langsam in die Ausgangsposition zurück und wiederholen Sie die Übung anschließend noch ein paar Mal.

Variante:

● Befestigen Sie das Band in Bodenhöhe mit einem Türanker und greifen Sie beide Enden. Beginnen Sie mit der Übung wieder mit den Armen in der U-Halte.

● Erhöhen Sie die Schwierigkeit, indem Sie das Latexband doppelt nehmen.

Klassischer Crunch

Mit dieser Übung aktivieren Sie sowohl die gerade Bauchmuskulatur als auch die äußeren und inneren schrägen Bauchmuskeln. Das Anheben des Oberkörpers wird durch die Dehnung des Therabands unterstützt.

Muskelgruppen: Bauchmuskulatur
Hilfsmittel: eventuell eine Gymnastikmatte
Ausgangsposition: Rückenlage

Ausführung
1. Legen Sie sich in Rückenlage auf den Boden, benutzen Sie nach Belieben eine Gymnastikmatte. Der untere Rücken liegt fest auf dem Boden bzw. auf der Matte. Heben Sie die Beine hüftbreit und winkeln Sie die Unterschenkel an, sodass das Kniegelenk einen rechten Winkel bildet.

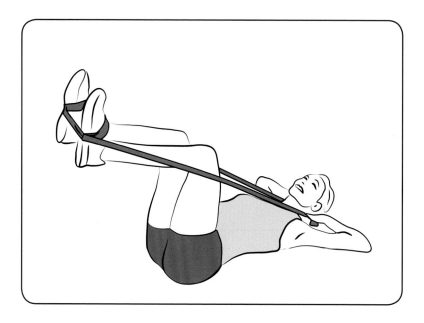

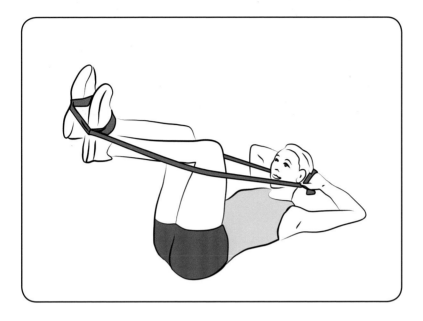

2. Wickeln Sie das Band jeweils von außen nach innen um die Füße. Die Enden verlaufen an der Außenseite Ihrer Oberschenkel. Greifen Sie die Bandenden und fixieren Sie diese an den Händen.
3. Verschränken Sie die Hände locker im Nacken. Die Ellbogen zeigen nach außen. Das Band sollte in dieser Position deutlich unter Spannung stehen.
4. Heben Sie den Oberkörper leicht an (nicht nur den Kopf!). Das Übungsband zieht sich dadurch zusammen und unterstützt Ihre Bewegung.
5. Senken Sie den Oberkörper wieder ab und beginnen Sie erneut mit der Übung. Mehrmals wiederholen.

Variante:
 ● Befestigen Sie das Theraband mit einem Türanker in Kniehöhe an einer Tür. Verschließen Sie die Tür. Greifen Sie die Bandenden und legen Sie sich in Rückenlage auf die Matte. Stellen Sie die Füße auf, ziehen Sie die Fußspitzen zum Körper und richten Sie dann den Oberkörper gegen den Widerstand des Bandes auf.

Schräger Crunch

Durch die seitliche Bewegung straffen Sie die schräge Bauchmuskulatur besonders effektiv. Der untere Bereich der geraden Bauchmuskeln wird ebenfalls beansprucht.

Muskelgruppen: Bauchmuskulatur
Hilfsmittel: eventuell eine Gymnastikmatte
Ausgangsposition: Rückenlage

Ausführung

1. Legen Sie sich in Rückenlage mittig auf das Theraband, benutzen Sie nach Belieben eine Gymnastikmatte. Es sollte ungefähr in Höhe der Schulterblätter flächig auf dem Untergrund liegen. Greifen Sie die Enden des Bandes und legen Sie sie doppelt von außen nach innen um Ihre Hände. Wenn Ihre Arme ungefähr in einem Winkel von 45 Grad seitlich neben dem Körper liegen, sollte das Latexband vorgedehnt sein.

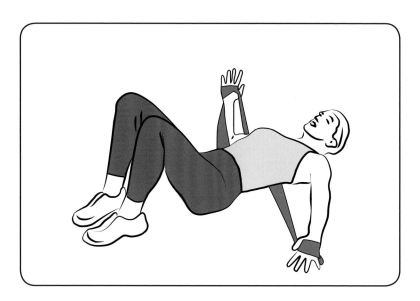

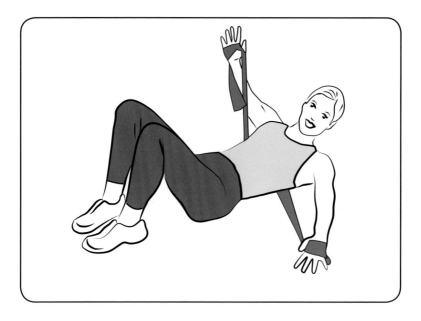

2. Stellen Sie die Füße auf und drücken Sie die Wirbelsäule auf den Boden.

3. Heben Sie nun einen Arm und bewegen Sie ihn zum gegenüberliegenden Knie. Dabei hebt sich Ihr Oberkörper seitlich von der Matte ab, der Kopf folgt dieser Bewegung.

4. Kehren Sie in die Ausgangsposition zurück und wiederholen Sie die Übung mit dem anderen Arm. Führen Sie die Übung noch mehrmals im Wechsel aus.

Variante:

● Beginnen Sie in Rückenlage und winkeln Sie ein Bein an. Das andere legen Sie im rechten Winkel darüber. Der Fuß befindet sich in dieser Position kurz hinter dem Knie. Arbeiten Sie gegengleich und strecken Sie den linken Arm nach rechts oben zum übergeschlagenen Bein. Wechseln Sie nach ein paar Durchgängen die Seiten und schlagen Sie das andere Bein über. Dann heben Sie den rechten Arm nach links oben.

Crunch mit Armbeugen

Das Theraband hilft Ihnen bei dieser Übung beim Aufrichten.
Es unterstützt Sie umso mehr, je stärker die Vordehnung des Bandes
in der Ausgangsposition ist.

Muskelgruppen: Bauchmuskulatur, Armbeuger
Hilfsmittel: eventuell eine Gymnastikmatte
Ausgangsposition: Rückenlage

Ausführung

1. Setzen Sie sich auf den Boden oder auf die Gymnastikmatte, stellen Sie die Füße hüftbreit auf und wickeln Sie das Latexband jeweils von innen nach außen mittig um die Füße.
2. Fassen Sie die Enden des Bandes mit ausgestrecktem Arm.
Wickeln Sie es zweimal von außen nach innen um jede Hand. Legen Sie sich in Rückenlage hin. Stellen Sie die Beine so auf, dass Unter-

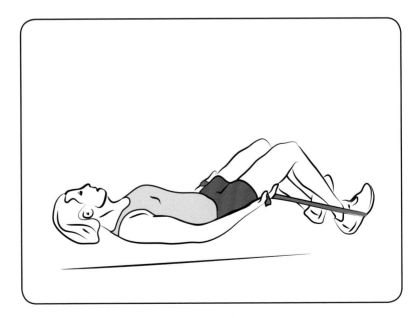

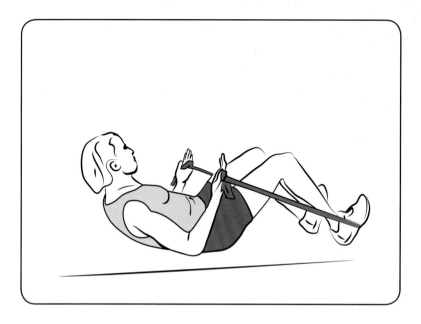

und Oberschenkel einen rechten Winkel bilden. Ziehen Sie die Fuß-spitzen Richtung Körper.

3. Heben Sie nun den Oberkörper langsam an, bis sich die Schulter-blätter vom Boden lösen. Unterstützen Sie diese Bewegung, indem Sie den Bizeps, den Armbeugemuskel, gleichzeitig anspannen und den Unterarm heben, bis das Ellbogengelenk einen rechten Winkel bildet. Die Handflächen zeigen dabei zum Kopf.

4. Lassen Sie sich langsam zurück in die Ausgangsposition sinken und wiederholen Sie Übung anschließend noch mehrmals.

Variante:

● Um den Schwierigkeitsgrad zu erhöhen, senken Sie den Oberkör-per nicht vollständig auf den Boden ab, sondern gehen sofort wieder in die Gegenbewegung.

Tipp:

● Atmen Sie bewusst mit der Anspannung beim Anheben des Ober-körpers aus und mit der Entspannung beim Zurücksinken ein.

Türzug im Sitzen

Diese Bauchmuskelübung ist sehr variabel in Bezug auf die Trainingsintensität. Mit ein und demselben Gymnastikband können Sie sowohl an Ihren Grenzen trainieren oder es etwas ruhiger angehen – ganz nach Tagesform.

Muskelgruppen: Bauchmuskulatur
Hilfsmittel: Stuhl, Türanker
Ausgangsposition: sitzend

Ausführung
1. Befestigen Sie das Theraband knapp oberhalb der Klinke an einer Tür. Verschließen Sie die Tür.
2. Setzen Sie sich mit leicht gegrätschten Beinen auf den Stuhl, der parallel zur Tür aufgestellt ist. Ihre Füße haben überall Bodenkontakt, die Fußspitzen zeigen leicht nach außen.

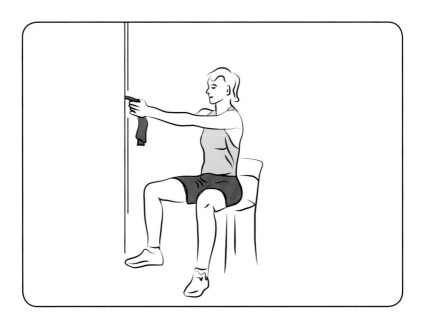

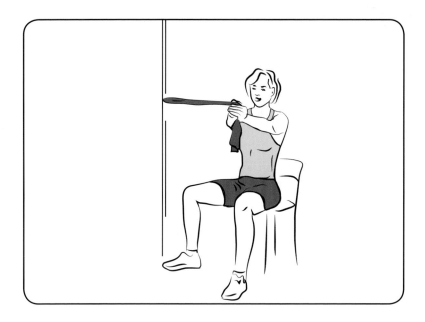

3. Greifen Sie das Latexband mit ausgestreckten Armen und beiden Händen. Die Ellbogen sind leicht angewinkelt.

4. Ziehen Sie das Band mit ausgestreckten Armen an Ihrem Körper vorbei, bis sich die Hände über dem türabgewandten Knie befinden. Die Kraft für die Bewegung kommt dabei aus den Bauchmuskeln. Der Oberkörper bleibt die ganze Zeit aufrecht, die Stellung des Beckens und die Armhaltung verändern sich nicht. Ihr Blick folgt immer den Händen mit dem Band.

5. Kehren Sie langsam wieder in die Ausgangsposition zurück und wiederholen Sie die Übung noch ein paar Male. Dann wechseln Sie die Seite.

Variante:

● Führen Sie die Übung mit durchgestreckten Armen aus, ist der Bandwiderstand höher als mit stark gebeugten Armen. Gleiches gilt für die Grätschstellung der Beine. Je breiter die Grätsche, desto anspruchsvoller die Übung.

Diagonaler Türzug im Sitzen

Die schrägen Bauchmuskeln kräftigen Sie bei dieser Übung mit einer Kombination aus Zug- und Drehbewegung. Sie kann schnell oder langsam ausgeführt werden. Je langsamer Sie das Band dehnen, desto anstrengender wird es für Sie.

Muskelgruppen: Bauchmuskulatur
Hilfsmittel: Stuhl, Türanker
Ausgangsposition: sitzend

Ausführung
1. Befestigen Sie das Theraband an der Oberkante einer Tür. Verschließen Sie die Tür.
2. Setzen Sie sich mit gegrätschten Beinen auf einen Stuhl, der parallel zur Tür aufgestellt ist. Ihre Füße haben überall Bodenkontakt, die Fußspitzen zeigen leicht nach außen.

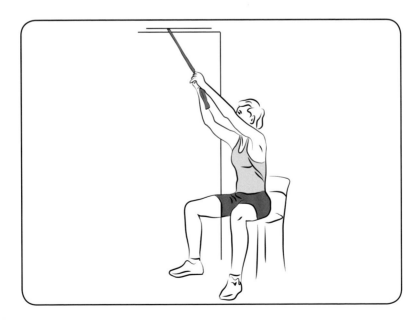

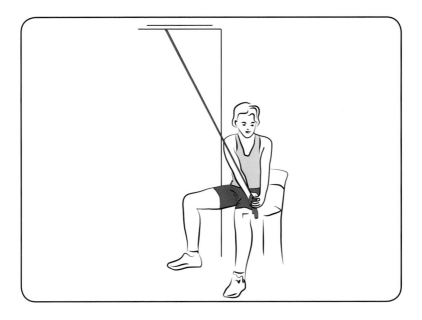

3. Greifen Sie das Übungsband mit ausgestreckten Armen und beiden Händen. Die Ellbogen sind leicht angewinkelt.

4. Ziehen Sie das Latexband in einer gleichmäßigen Bewegung von oben nach unten zum türabgewandten Knie. Die Augen folgen der Bewegung der Hände, der Oberkörper bleibt aufrecht, das Becken fest.

5. Kehren Sie im selben Tempo in die Ausgangsposition zurück. Wiederholen Sie den Ablauf noch mehrmals.

6. Drehen Sie den Stuhl und wechseln Sie die Seiten. Ziehen Sie das Band nun in Richtung des anderen Knies.

Variante:

- Halten Sie die Endposition eine Weile oder machen Sie dort noch kleine Übungsausschläge, steigern Sie damit die Intensität der Übung.
- Führen Sie die Übung im Stehen aus, wird sie bei gleicher Bandfarbe und damit gleichem Bandwiderstand leichter.

Türzug im Stehen

Die Bauchmuskeln lassen sich auch im Stehen effektiv trainieren. Diese Übung ist deshalb eine gute Alternative für alle, die keine Crunchs mögen.

Muskelgruppen: Bauchmuskulatur
Hilfsmittel: Türanker
Ausgangsposition: Parallelstand

Ausführung
1. Befestigen Sie das Theraband mit dem Türanker an der Oberkante der Tür. Schließen Sie die Tür ab.
2. Greifen Sie die Enden des Bandes mit beiden Händen. Heben Sie die Hände über den Kopf und stellen Sie sich mit dem Rücken zur Tür. Der Abstand zur Tür ist richtig, wenn das Latexband in dieser

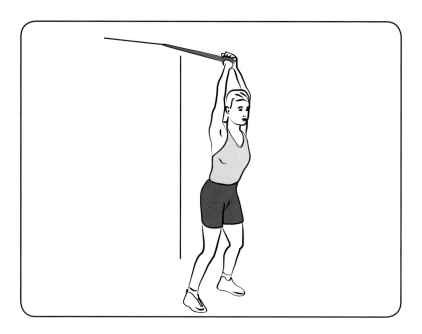

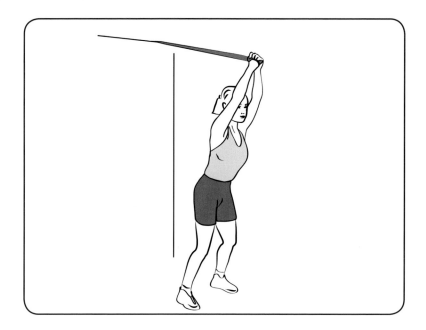

Position etwas vorgedehnt ist. Gehen Sie bei Bedarf noch ein Schritt-chen vor oder zurück, um die Spannung des Bandes zu korrigieren.

3. Die Füße stehen etwas mehr als hüftbreit auseinander, die Fuß-spitzen zeigen nach vorne und der Oberkörper ist gerade.

4. Ziehen Sie das Theraband in Blickrichtung, indem Sie neben den Armen auch den Oberkörper nach vorne bewegen. Der Oberkörper bleibt gerade und auch an der Streckung der Arme, Ellbogen leicht gebeugt, ändert sich nichts.

5. Halten Sie die Endposition ein paar Sekunden und bewegen Sie sich dann langsam wieder zurück in die Ausgangsposition. Wieder-holen Sie die Übung mehrmals.

Variante:

● Führen Sie die Übung in Schrittstellung aus.

● Verändern Sie den Abstand zur Tür. Je größer er ist, desto an-strengender wird die Übung. Achten Sie jedoch darauf, dass das Band zu Beginn immer vorgedehnt ist.

Crunch gegen den Oberschenkel

Den Oberkörper aufzurichten, das Band an den Oberschenkeln zu dehnen und die Beine gleichzeitig im rechten Winkel zum Boden zu halten, erfordert ein gewisses Maß an Koordination. Wichtig ist, dass der untere Rücken immer Kontakt zum Boden hat und Sie nicht ins Schaukeln geraten.

Muskelgruppen: Bauchmuskulatur
Hilfsmittel: eventuell eine Gymnastikmatte
Ausgangsposition: Rückenlage

Ausführung
1. Legen Sie sich auf dem Boden oder auf der Gymnastikmatte auf den Rücken und stellen Sie die Beine auf.
2. Nehmen Sie das Latexband doppelt und wickeln Sie sich die Enden zweimal von innen nach außen um die Hände.

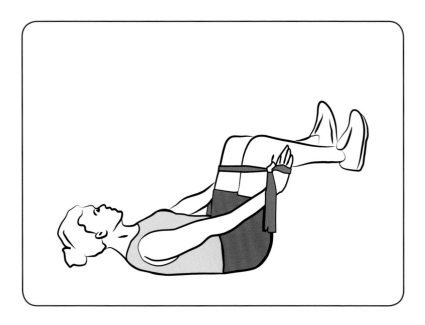

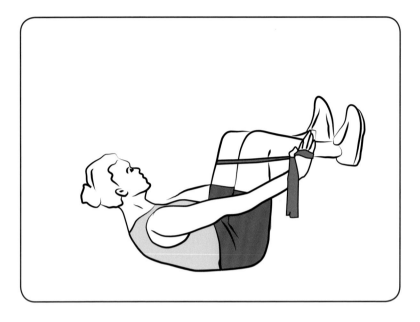

3. Winkeln Sie nacheinander beide Beine an. Das Kniegelenk bildet einen rechten Winkel, die Unterschenkel sind parallel zum Boden.

4. Halten Sie das Theraband eine Handbreit oberhalb des Knies an die Oberschenkel und geben Sie ein bisschen Spannung auf das Band. Die Arme sind fast gestreckt, die Ellbogen leicht gebeugt.

5. Richten Sie den Oberkörper leicht auf, bis der obere und maximal der mittlere Rückenbereich keinen Kontakt mehr zum Boden haben. Durch diese Vorwärtsbewegung dehnt sich das Theraband und die Hände bewegen sich Richtung Füße. Achten Sie darauf, dass der Nacken gerade bleibt.

6. Lassen Sie sich behutsam zurück in die Ausgangsposition sinken und wiederholen Sie die Übung anschließend noch ein paar Mal.

Variante:

● Für Anfänger: Stellen Sie die Füße auf und ziehen Sie die Fußspitzen zum Körper. Das Kniegelenk bildet einen rechten Winkel.

Bauchmuskelrotation

Die schrägen Bauchmuskeln werden bei dieser Rotationsübung im Sitzen gefordert. Die aufrechte Haltung trainiert die Rückenmuskulatur und die Drehung sorgt für eine bewegliche Wirbelsäule.

Muskelgruppen: Bauchmuskulatur
Hilfsmittel: eventuell eine Gymnastikmatte
Ausgangsposition: sitzend

Ausführung
1. Setzen Sie sich mit weit ausgebreiteten Beinen auf den Boden oder auf die Gymnastikmatte. Die Knie sind leicht gebeugt, die Haltung sehr aufrecht.
2. Legen Sie das Latexband einmal um jeden Fuß und führen Sie die Enden vor der Brust zusammen.

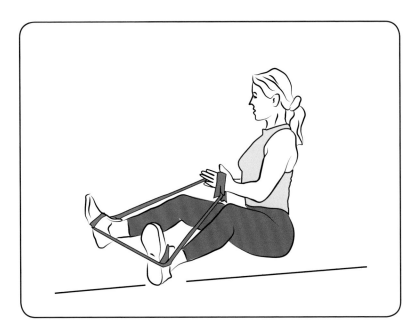

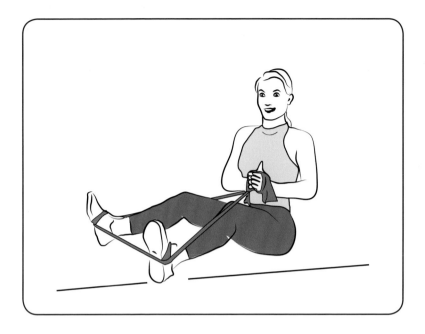

3. Wickeln Sie sich die Bandenden doppelt um beide Hände. Sie liegen mit den Handflächen aneinander. Halten Sie die Hände in Brusthöhe, die Fingerspitzen zeigen nach vorne, der Blick geht geradeaus. In dieser Position sollte das Band leicht vorgespannt sein.

4. Drehen Sie Ihren Oberkörper aus dieser neutralen Position nach rechts und führen Sie die Arme mit, bis sie sich über dem rechten Oberschenkel befinden.

5. Kehren Sie langsam in die neutrale Position zurück und drehen Sie Ihren Oberkörper anschließend nach links, bis sich die Hände auch dort über dem Oberschenkel befinden.

6. Wiederholen Sie die Rotation noch mehrmals in beide Richtungen.

Variante:

● Stellen Sie sich vor, Sie sind ein Roboter. Haben Sie die Ausgangsstellung der Arme eingenommen, verändern Sie daran nichts mehr. Diese bewegen sich nur noch durch die Rotation des Oberkörpers und sind selbst statisch.

Seitliche Rumpfbeugen

Seitliche Rumpfbeugen sind eine beliebte Übung aus dem Sportunterricht, um die seitliche Bauchmuskulatur zu aktivieren. Mit dem Theraband gewinnt die Übung an Intensität und sorgt außerdem für eine schlanke Taille.

Muskelgruppen: Bauchmuskulatur
Hilfsmittel: keine
Ausgangsposition: Parallelstand

Ausführung
1. Legen Sie sich das Theraband mittig unter die Füße, die hüftbreit auseinander stehen.
2. Greifen Sie die Enden des Bandes und wickeln Sie diese zweimal von außen nach innen um Ihre Hände. Wenn Sie die Arme locker

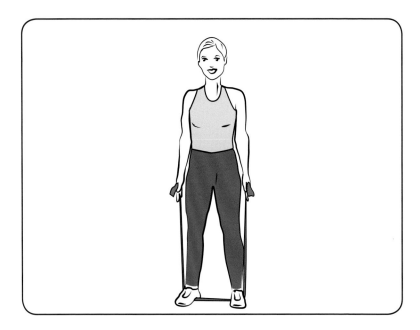

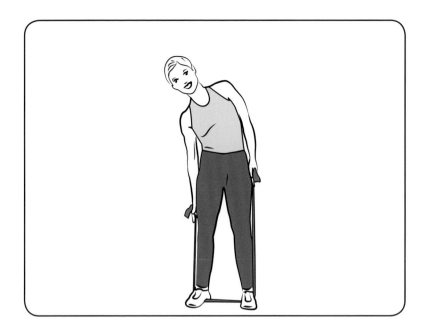

neben dem Körper hängen lassen, sollte sich das Band dann in Vordehnung befinden.

3. Spannen Sie das Gesäß an, ziehen Sie den Bauchnabel nach innen und neigen Sie sich leicht zu einer Seite. Auf der gegenüberliegenden Körperseite streckt sich die Taille. Halten Sie den Oberkörper aufrecht, der Nacken bleibt lang und das Becken gerade. Durch die Neigung zu einer Seite dehnt sich das Band auf der gegenüberliegenden Körperseite.

4. Richten Sie sich langsam wieder zur Mitte auf und wiederholen Sie die Übung noch mehrmals.

5. Wechseln Sie anschließend die Seite und führen Sie die Übung dort mit derselben Anzahl Wiederholungen aus.

Variante:

- Für Fortgeschrittene: Führen Sie die Übung im Liegen aus. Richten Sie den Oberkörper aus der Rückenlage leicht auf und neigen Sie sich dann zur Seite.

Bein- und Po-Strecker

Die Beinstrecker trainieren Sie mit dieser Übung. Gleichzeitig wird die Muskulatur im Gesäß aktiviert und sorgt mit der Zeit für einen straffen Po.

Muskelgruppen: Gesäß- und Oberschenkelmuskulatur
Hilfsmittel: eventuell eine Gymnastikmatte
Ausgangsposition: Unterarmstütz

Ausführung

1. Knien Sie sich auf den Boden oder auf die Gymnastikmatte und legen Sie das Übungsband doppelt um die Fußmitte eines Fußes.
2. Nehmen Sie die Bandenden und legen Sie diese doppelt von außen nach innen um die Hände.
3. Gehen Sie in den Unterarmstütz. Die Arme sind schulterbreit aufgestützt, die Handflächen liegen aneinander und die Fingerspitzen

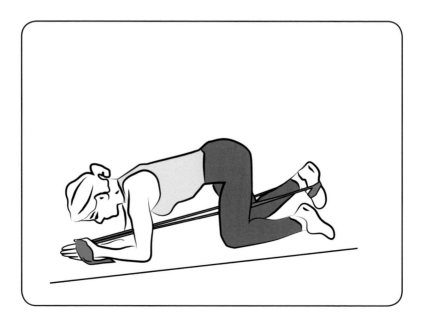

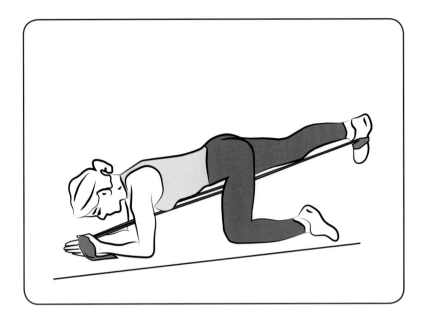

zeigen nach vorne. Der Rücken ist gerade, der Nacken ist lang. Er bildet die Verlängerung der Wirbelsäule. Das Band sollte in dieser Position vorgedehnt sein.

4. Heben Sie nun Bein mit dem Theraband vom Boden ab und strecken Sie es gerade nach hinten aus. Spannen Sie den Po dabei an und ziehen Sie den Bauchnabel nach innen.

5. Ziehen Sie das Bein wieder an, ohne es abzusetzen und gehen Sie dann wieder in die Streckung. Wiederholen Sie den Wechsel von Beugen und Strecken noch ein paar Mal.

6. Befestigen Sie das Latexband am anderen Bein und führen Sie die Übung auch dort entsprechend häufig aus.

Variante:

● Führen Sie die Übung im Vierfüßlerstand aus. Halten Sie die Bandenden dabei in der rechten Hand, wenn Sie das rechte Bein strecken, und in der linken Hand, wenn das Bein auf Ihrer linken Seite an der Reihe ist.

Abduktion

Hier kommen alle Bein- und Hüftmuskeln zum Einsatz. Mit den drei kleinen Abduktorenmuskeln spreizen Sie das Bein ab, der große Gesäßmuskel hilft Ihnen dabei und die übrigen Muskeln in diesem Bereich sorgen für einen guten Stand.

Muskelgruppen: Bein-, Hüft- und Gesäßmuskulatur
Hilfsmittel: keine
Ausgangsposition: Parallelstand

Ausführung
1. Legen Sie das Übungsband auf dem Boden zu einer kleinen Schlaufe. Stellen Sie sich mit einem Fuß auf die Bandenden, den anderen Fuß fädeln Sie in die Schlaufe ein. In der Ausgangsposition stehen die Beine hüftbreit auseinander und das Band ist vorgedehnt.

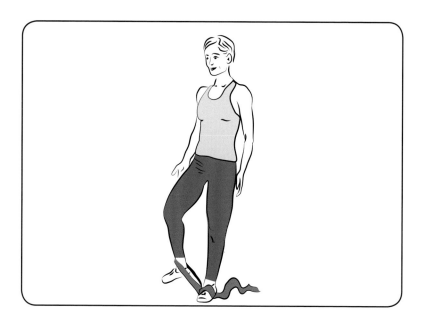

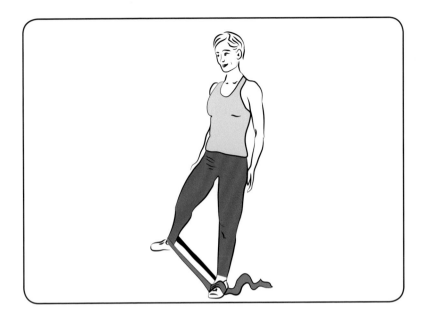

2. Verlagern Sie Ihr Gewicht auf das Bein, das auf den Bandenden steht und spreizen Sie das Bein in der Schlaufe seitlich ab. Atmen Sie gleichmäßig und führen Sie die Bewegung langsam aus. Beides unterstützt Sie darin, die Balance zu halten.

3. Kehren Sie in die Ausgangsposition zurück. Wiederholen Sie die Übung mehrmals.

4. Wechseln Sie das Bein und führen Sie die Übung ebenfalls mehrmals aus.

Variante:

● Führen Sie die Übung im Sitzen aus. Setzen Sie sich auf eine Gymnastikmatte oder auf den Boden, binden Sie ein kurzes Band zu einer Schlaufe und strecken Sie die Füße hindurch. Stellen Sie einen Fuß auf, der andere führt die seitliche Bewegung aus. Anschließend die Seiten wechseln.

● Für Anfänger: Nehmen Sie einen Stuhl zu Hilfe und stützen Sie sich bei Bedarf an dessen Lehne ab, wenn es Ihnen schwerfällt, die Balance zu halten.

Adduktion

Hier kommt es vor allem auf ein gutes Gleichgewichtsgefühl an. Üben Sie den Einbeinstand deshalb am besten erst einmal ohne Theraband. Gelingt er, trainieren Sie mit dieser Übung vor allem die innere Oberschenkelmuskulatur.

Muskelgruppen: Beinmuskulatur
Hilfsmittel: keine
Ausgangsposition: Schrittstellung

Ausführung
1. Legen Sie das Latexband auf dem Boden zu einer kleinen Schlaufe und fixieren Sie die losen Enden an einem Fuß.
2. Fädeln Sie den anderen Fuß in die Schlaufe und machen Sie mit ihm einen kurzen Schritt nach vorne, um das Band vorzudehnen. Das ist die Ausgangsstellung.

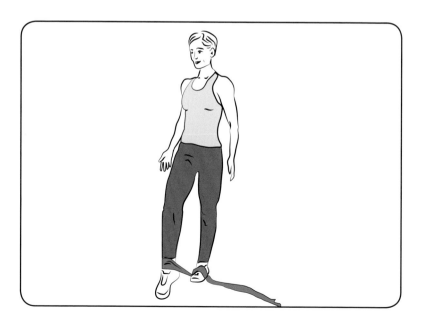

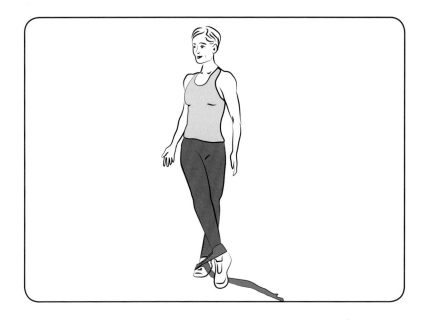

3. Verlagern Sie Ihr Gewicht auf den hinteren Fuß, heben Sie den vorderen Fuß in der Schlaufe und führen Sie ihn unter Dehnung des Bandes vor dem Standbein vorbei auf die Gegenseite. Mehrmals wiederholen und dann das Standbein wechseln.

Variante:

- Für Anfänger: Nehmen Sie eine Stuhllehne zu Hilfe, um die Balance halten zu können. Achten Sie darauf, dass der Oberkörper gerade und das Gewicht auf dem Standbein bleibt.
- Befestigen Sie das Übungsband mit einem Türanker unten an einer Tür. Knoten Sie die Enden zusammen, stellen Sie sich seitlich zur Tür und steigen Sie mit dem türnahen Fuß in die Schlaufe. In der Startposition ist das Spielbein mit dem vorgedehnten Band seitlich ausgestreckt. Ziehen Sie es an das Standbein heran und kehren Sie anschließend in die Ausgangsposition zurück. Mehrmals wiederholen und dann das Standbein wechseln.

Beinstrecker mit Tür

Wer sein Gleichgewicht schult und die Beinmuskulatur stärkt, beugt Stürzen vor. Diese Übung trainiert beides und ist darüber hinaus sehr variantenreich.

Muskelgruppen: Beinmuskulatur
Hilfsmittel: Türanker, bei Bedarf Theraband-Fußschlaufen
Ausgangsposition: Parallelstand

Ausführung

1. Knoten Sie das Theraband zusammen oder benutzen Sie eine Fußschlaufe. Befestigen Sie das Band mit einem Türanker unten an der Tür. Schließen Sie die Tür ab.

2. Stellen Sie sich mit dem Gesicht zur Tür. Ein Fuß steht in der Bandschlaufe. Spannen Sie das Band vor, indem Sie den Abstand zur Tür vergrößern.

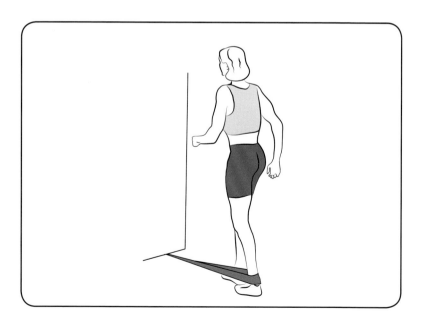

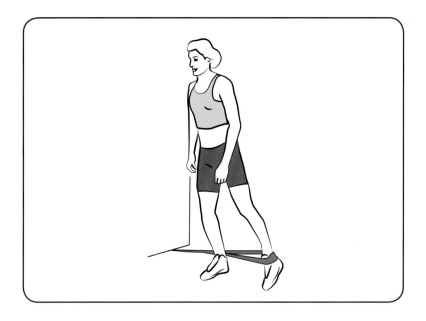

3. Gehen Sie im Standbein leicht in die Knie und bewegen Sie das Spielbein mit dem Übungsband nach hinten. Die Bewegung ist dabei nicht gleichmäßig, sondern erfolgt in kleinen Bewegungsausschlägen.
4. Wiederholen Sie die Übung noch mehrmals und wechseln Sie dann das Standbein.

Variante:

● Stellen Sie sich im rechten Winkel zur Tür. Der äußere Fuß steht in der Bandschlaufe und wird seitlich ausgestreckt. Mehrmals ausführen und dann wechseln. Diese Ausgangsposition eignet sich auch, um das Bein in der Bandschlaufe vor dem Standbein vorbeizuführen und zur anderen Körperseite zu bewegen. Auch hier das Bein anschließend wechseln.

● Stellen Sie sich mit dem Rücken zur Tür und bewegen Sie das Bein in der Bandschlaufe nach vorne.

● Für Anfänger: Stützen Sie sich an einer Stuhllehne oder der Wand ab, um das Gleichgewicht zu halten.

Beckenheben

Das Beckenheben ist anstrengender, als es auf den ersten Blick aussieht, da Sie hier nicht nur gegen den Widerstand des Therabandes arbeiten, sondern auch noch gegen die Schwerkraft.

Muskelgruppen: Oberschenkel-, Gesäß- und Rückenmuskulatur
Hilfsmittel: eventuell eine Gymnastikmatte
Ausgangsposition: Rückenlage

Ausführung

1. Setzen Sie sich auf den Boden oder auf die Gymnastikmatte und wickeln Sie die Mitte des Latexbandes von hinten nach vorne um Ihre Hüfte. Kreuzen Sie die Enden und umwickeln Sie Ihre Hände damit zweimal von außen nach innen.

2. Nehmen Sie die Rückenlage ein. Stellen Sie die Füße hüftbreit auf. Das Kniegelenk bildet einen rechten Winkel. Legen Sie die Hände

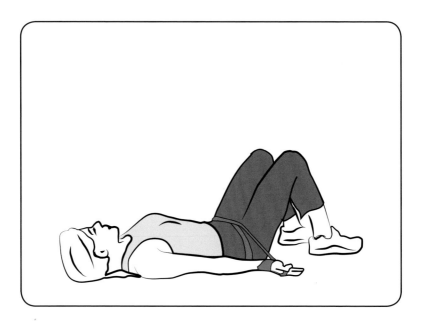

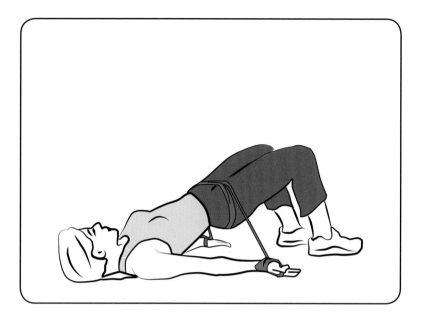

entspannt neben den Körper. Die Handflächen zeigen nach oben. Das Band sollte in dieser Position leicht vorgedehnt sein.

3. Spannen Sie den Po an, ziehen Sie den Bauchnabel nach innen und heben Sie dann Ihr Gesäß vom Boden. Die Endposition ist erreicht, wenn die Oberschenkel mit dem Oberkörper eine Linie bildet.

4. Senken Sie das Gesäß wieder ab, bis es den Boden fast berührt und gehen Sie dann gleich wieder in die Gegenbewegung. Wiederholen Sie die Übung mehrmals, ohne zwischendurch abzusetzen.

Variante:

● Für Anfänger: Kehren Sie nach jeder Aufwärtsbewegung wieder in die Ausgangsposition zurück und legen Sie Ihr Becken wieder auf der Matte ab.

● Für Fortgeschrittene: Heben Sie in der Endposition zusätzlich ein Bein, bis der Unterschenkel parallel zum Boden ist.

Bein-Lift im Vierfüßlerstand

Dies ist ein sehr intensives Training für Ihre Gesäßmuskeln und die hintere Oberschenkelmuskulatur. Achten Sie bei der Übung besonders darauf, Schultern und Becken gerade zu halten und nicht zu verdrehen, wenn Sie das Bein anheben.

Muskelgruppen: Oberschenkel- und Gesäßmuskeln
Hilfsmittel: eventuell eine Gymnastikmatte
Ausgangsposition: Unterarmstütz

Ausführung
1. Halten Sie die Bandenden zwischen Daumen und Zeigefinger. Legen Sie das Theraband um die Ferse eines Fußes und gehen Sie in den Unterarmstütz. Die Ellbogen befinden sich dabei ein Stück vor den Schultergelenken. Der Blick geht zu Boden und der Nacken bildet eine gerade Linie mit dem Rücken.

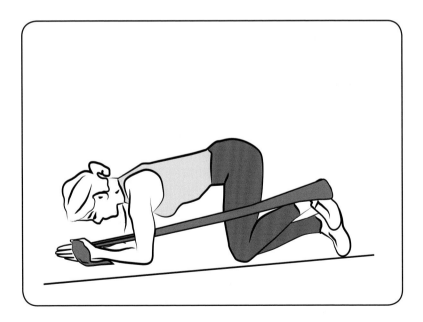

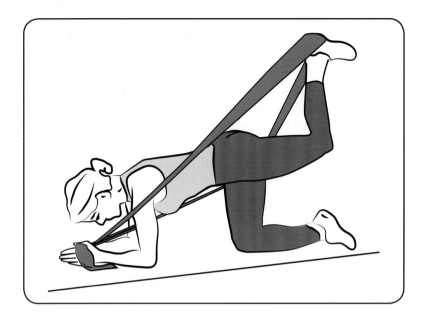

2. Heben Sie den Fuß mit dem Latexband nach oben, bis der Oberschenkel die Verlängerung Ihres Rückens bildet. Ober- und Unterschenkel befinden sich im rechten Winkel zueinander und die Fußsohle zeigt nach oben.

3. Senken Sie das Bein langsam wieder ab, bis es fast den Boden berührt und heben Sie es dann sofort wieder an. Mehrmals wiederholen.

4. Wechseln Sie das Bein und führen Sie die Übung in der gleichen Anzahl Wiederholungen mit dem zweiten Bein aus.

Variante:

● Für Anfänger: Strecken Sie das Bein mit dem Übungsband gerade nach hinten aus. Die Haltung stimmt, wenn sich das Bein parallel zum Boden befindet.

● Für Fortgeschrittene: Legen Sie das Band im Vierfüßlerstand zusätzlich unter das Knie des Standbeins. So wird das Band kürzer und der Widerstand beim Heben des Spielbeins höher.

Bein-Lift-Variationen im Liegen

Zum Abspreizen des Beines nutzen Sie die Muskeln im hinteren und seitlichen Hüft- und Gesäßbereich unabhängig davon, welche der folgenden Varianten Sie ausführen. Alle beginnen in Seitenlage oder im Seitstütz.

Muskelgruppen: Gesäß- und Beinmuskulatur
Hilfsmittel: eventuell eine Gymnastikmatte
Ausgangsposition: Seitenlage

Ausführung A

1. Setzen Sie sich auf den Boden oder auf die Gymnastikmatte und stellen Sie Ihre Füße etwa handbreit auseinander. Umwickeln Sie die Füße mit dem Theraband und verknoten Sie anschließend die Enden.
2. Legen Sie sich mit ausgestreckten Beinen auf die Seite. Legen Sie den Kopf auf dem angewinkelten unteren Arm ab, den oberen Arm stützen Sie in Höhe der Brust auf den Boden.

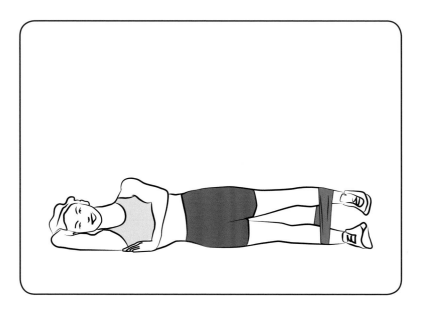

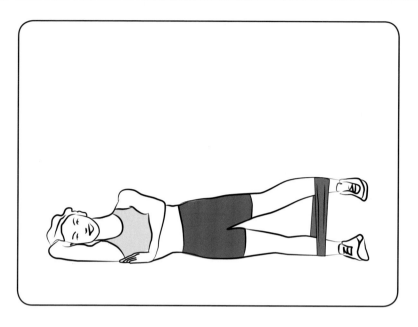

3. Heben Sie nun das Bein gegen den Widerstand des Bandes so weit Sie können und senken Sie es anschließend wieder ab. Wiederholen Sie die Übung mehrmals, bevor Sie die Seiten wechseln. Achten Sie darauf, das Bein nicht zu verdrehen. Die Knie zeigen immer nach vorne.

Tipp:

● Drücken Sie den unteren Arm in die Gymnastikmatte. So ist es einfacher, in der Seitenlage zu bleiben.

● Haben Sie Beschwerden im Knie? Dann können Sie das Band auch oberhalb der Knie um die Beine wickeln.

Bein-Lift-Variationen im Liegen

Ausführung B

1. Legen Sie sich in Seitenlage auf den Boden oder auf die Gymnastikmatte. Führen Sie das Theraband mittig um den oben liegenden Fuß und greifen Sie die Enden mit der oberen Hand. Der andere Arm liegt unter dem Kopf.

2. Winkeln Sie beide Beine an, bis die Kniegelenke einen rechten Winkel bilden.

3. Heben Sie das obere Bein an und strecken Sie es dann in Verlängerung des Rumpfes aus. Konzentrieren Sie sich dabei auf die Ferse. Sie gibt die Bewegung vor.

4. Ziehen Sie das Bein langsam wieder an. Führen Sie diesen Bewegungsablauf noch ein paar Mal aus und wechseln Sie dann die Seite.

Tipp:

● Die Beinstreckung gelingt leichter, wenn die Körpermitte fest ist. Spannen Sie den Po an und ziehen Sie den Bauchnabel Richtung Wirbelsäule.

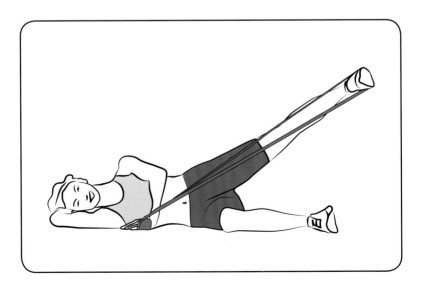

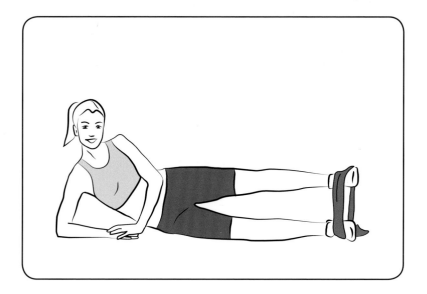

Ausführung C

1. Setzen Sie sich auf den Boden oder auf die Gymnastikmatte und stellen Sie Ihre Füße etwa handbreit auseinander. Umwickeln Sie die Füße mit dem Theraband und verknoten Sie anschließend die Enden.

2. Legen Sie sich auf die Seite und stützen Sie den unteren Arm so auf, dass Schulter und Oberarm eine Linie bilden. Der andere Arm liegt locker vor dem Körper, die Hände liegen aufeinander.

3. Heben Sie nun das obere Bein und dehnen Sie das Band so weit wie möglich.

4. Senken Sie das Bein wieder und führen Sie die Übung noch mehrmals aus, bevor Sie die Seite wechseln.

Variante:

● Strecken Sie den unteren Arm lang aus und legen Sie den Kopf darauf. Stützen Sie sich mit dem freien Arm vor dem Körper ab. Das Übungsband ist oberhalb der Knöchel um die leicht angewinkelten Beine gewickelt. Heben Sie das obere Bein an und beugen Sie es, bis das Kniegelenk einen rechten Winkel bildet. Dann strecken Sie es wieder. Mehrmals wiederholen und dann die Seite wechseln.

Aufrichten im Stehen

Bei dieser Übung beanspruchen Sie die Muskeln, die für eine aufrechte Haltung notwendig sind, und trainieren Arme, Rumpf und
Beine gleichzeitig. Achten Sie auf eine genaue Ausführung und
kontrollieren Sie Ihre Haltung die ersten Male in einem Spiegel.

Muskelgruppen: Aufrichtemuskulatur (Rumpf, Oberschenkel
außen)
Hilfsmittel: bei Bedarf Theraband-Griffe
Ausgangsposition: Parallelstand

Ausführung
1. Stellen Sie sich mit den Fersen auf das Band. Die Füße stehen
parallel und etwas mehr als hüftbreit auseinander. Die Knie sind
leicht gebeugt.

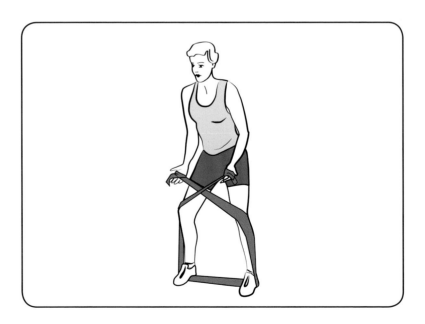

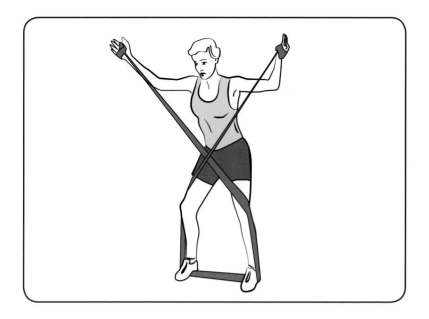

2. Führen Sie das Theraband über die Außenseite der Oberschenkel und kreuzen Sie es vor dem Körper. Die Enden des Bandes wickeln Sie um die Hände oder Sie fassen die Theraband-Griffe.

3. Halten Sie das gekreuzte Band in leichter Vordehnung ungefähr in Hüfthöhe.

4. Heben Sie nun die Arme gegen den Widerstand des Gymnastikbandes nach oben und nach außen. Dabei richten Sie sich auf. Drücken Sie mit den Oberschenkeln das Band während der ganzen Übung nach außen. Achten Sie auf einen stabilen Stand und eine feste Körpermitte. Spannen Sie dazu die Bauch- und Rückenmuskulatur an. In der Endposition sind die Schulterblätter tief und die Ellbogen leicht gebeugt.

5. Halten Sie die aufrechte Position ein paar Sekunden und kehren Sie dann langsam wieder in die Ausgangsstellung zurück. Mehrmals wiederholen.

Seitliche Liegestütze

Diese Ganzkörperübung hat es in sich. Auf den ersten Blick sieht sie harmlos aus, wird Sie in der Ausführung aber ganz schön fordern. Die Belohnung für Ihre Anstrengung sind straffe Oberschenkel und eine schöne Taille.

Muskelgruppen: Bein-, Bauch- und Schultermuskulatur
Hilfsmittel: eventuell eine Gymnastikmatte
Ausgangsposition: Seitstütz

Ausführung
1. Schlingen Sie das Gymnastikband kurz oberhalb des Knies um Ihre Oberschenkel und knoten Sie es fest. Achten Sie dabei darauf, dass das Band ausgebreitet ist und nicht einschnürt.
2. Legen Sie sich auf die Seite, strecken Sie die Beine aus und stützen Sie sich dann auf Ihren Unterarm. Wichtig ist, dass Sie den

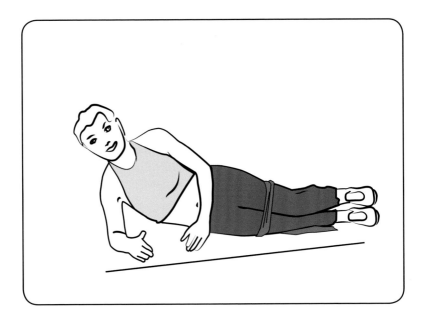

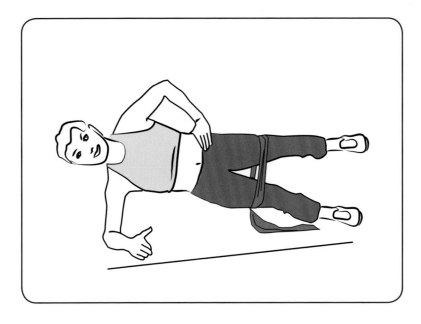

Ellbogen dabei unter Ihrem Schultergelenk positionieren. Der andere Arm liegt locker neben dem Körper.

3. Spannen Sie Ihre Körpermitte an und heben Sie das Gesäß und die Beine vom Boden ab. Ihr Körper bildet dabei eine Gerade.

4. Spreizen Sie dann das obere Bein gegen den Widerstand des Therabands ab, bis Bein und Oberkörper eine waagerechte Linie bilden. Den oberen Arm stützen Sie an der Hüfte ab.

5. Halten Sie diese Position eine kurze Zeit und lassen Sie sich dann mit angespannter Körpermitte langsam Richtung Boden sinken. Kurz vor Erreichen des Bodens bewegen Sie sich wieder Richtung Endstellung.

6. Wiederholen Sie diese Übung ein paar Mal und wechseln Sie dann die Seite, um dort die gleiche Anzahl Wiederholungen auszuführen.

Einbeinige Brücke

Die einbeinige Brücke ist eine sehr effektive Übung zur Straffung des Gesäßes und zur Kräftigung des Rückens. Sie arbeiten hier nicht nur gegen den Widerstand des Therabandes, sondern auch noch gegen die Schwerkraft.

Muskelgruppen: Gesäß-, hintere Oberschenkel- und untere Rückenmuskulatur
Hilfsmittel: eventuell eine Gymnastikmatte
Ausgangsposition: Rückenlage

Ausführung
1. Legen Sie sich mit dem Rücken auf den Boden oder die Matte und winkeln Sie die Beine an. Ober- und Unterschenkel bilden einen rechten Winkel.

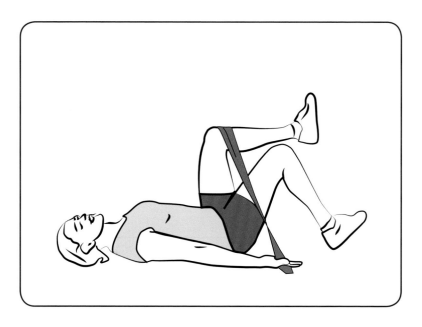

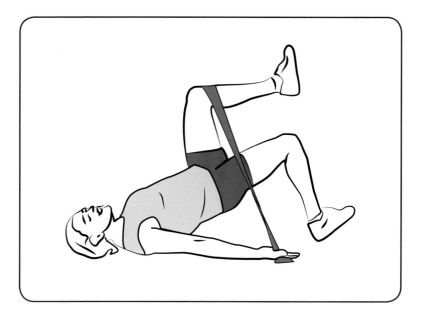

2. Heben Sie nun ein Bein so weit an, dass sowohl der Hüft- als auch der Kniewinkel ungefähr 90 Grad ergeben. Der Unterschenkel verläuft parallel zum Boden.

3. Legen Sie das Band breitflächig über den Unterschenkel des erhobenen Beins, kurz unterhalb des Knies. Fixieren Sie die Bandenden mit zwei Wickelungen (von innen nach außen) um die Hände. Legen Sie die Arme mit den Handflächen nach oben entspannt neben den Körper. Das Theraband sollte dann in der Vordehnung sein. Ist das nicht der Fall, spannen Sie das Band nach.

4. Heben Sie das Becken hoch und dehnen Sie dabei das Band, das Sie aktiv am Boden festhalten. Das Becken sollte in der Endstellung ungefähr in einer Linie mit dem aufgestellten Bein und dem Oberkörper sein.

5. Halten Sie die Spannung für ein paar Sekunden und senken Sie das Becken anschließend langsam wieder ab, bis Sie in der Ausgangsposition angekommen sind. Mehrmals wiederholen und dann die Seite wechseln.

Armheber mit Kniebeuge

Die Mischung aus Kniebeuge und Armheben aktiviert viele Muskeln gleichzeitig und ist daher ein sehr effektives Ganzkörpertraining. Ungeübte wählen für die ersten Trainingseinheiten ein Elastikband mit einem geringen Widerstand und tasten sich langsam an stärkere Bänder heran.

Muskelgruppen: Gesäß-, Schultern-, Bein- und obere Rücken-muskulatur
Hilfsmittel: keine
Ausgangsposition: Parallelstand

Ausführung
1. Stellen Sie sich etwa hüftbreit mittig auf das Latexband. Die Füße sind parallel zueinander.
2. Wickeln Sie die Bandenden um ihre Hände und gehen Sie in eine leichte Kniebeuge. Ihr Gewicht liegt dabei auf dem Mittelfuß und der Ferse.

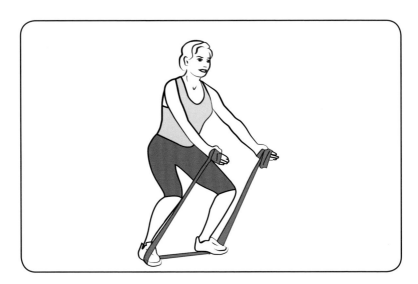

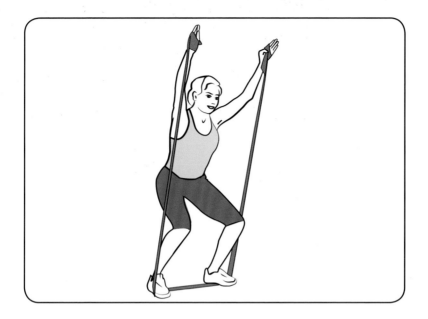

3. Beugen Sie sich mit geradem Rücken so weit nach vorne, bis Oberkörper und Oberschenkel ungefähr einen rechten Winkel bilden.
4. Strecken Sie die Arme mit dem Latexband nach vorne aus. Die Ellbogen sollten dabei nicht ganz durchgedrückt werden. Das Band sollte in dieser Position eine Grundspannung haben. Wenn nötig, korrigieren Sie die Bandlänge.
5. Heben Sie die Arme nun vor dem Körper in Schulterbreite gegen den Widerstand nach oben. Stoppen Sie die Bewegung auf Schulterhöhe und senken Sie die Arme anschließend wieder in die Ausgangsposition. Mehrmals wiederholen.

Variante:

● Für Fortgeschrittene: Heben Sie die Arme bis über den Kopf oder führen Sie die Übung doppelt so langsam aus wie üblich.
● Für Anfänger: Führen Sie die Übung im Sitzen aus.

Gesundheitsliegestütze

Liegestütze kennt jeder aus dem Sportunterricht der Schule. Hier werden sie nicht auf den Zehen, sondern auf den Knien ausgeführt – eine Variante, die häufig auch als Frauenliegestütz bezeichnet wird.

Muskelgruppen: Brust- und Schultermuskulatur, Trizeps
Hilfsmittel: eventuell eine Gymnastikmatte
Ausgangsposition: Bauchlage

Ausführung
1. Legen Sie sich das Theraband im Stehen um den Rücken – ungefähr in Brusthöhe – und wickeln Sie sich die Bandenden zweimal von innen nach außen um die Hände. Das Band sollte entspannt, aber nicht schlabberig, am Körper anliegen.
2. Legen Sie sich mit dem Bauch auf den Boden oder die Gymnastikmatte. Stellen Sie die Hände in Höhe der Schultergelenke auf dem Boden auf.

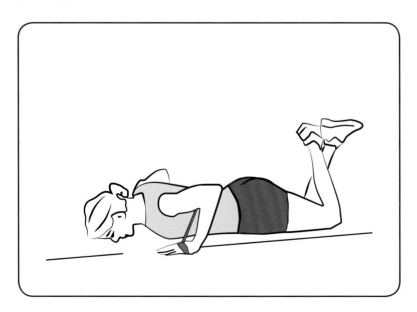

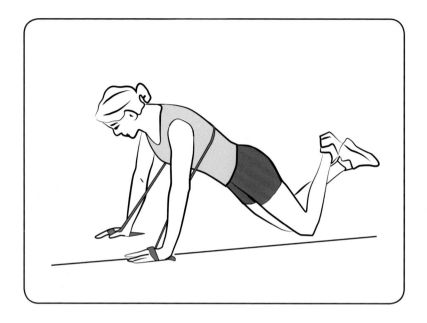

3. Winkeln Sie die Beine an und kreuzen Sie die Fußgelenke. So wird der Druck von der Kniescheibe genommen.

4. Spannen Sie die Rumpfmuskulatur, insbesondere den Bauch und das Gesäß, an und drücken Sie sich vom Boden ab. Achten Sie darauf, dass ihr Körper vom Kopf bis zum Oberschenkel eine Linie bildet und halten Sie diese Spannung während der gesamten Übung.

5. Schieben Sie den Oberkörper gegen den Widerstand des Latexbandes weiter nach oben, bis Ihre Arme fast gestreckt sind.

6. Verharren Sie in dieser Position für ein paar Sekunden und lassen Sie den Oberkörper dann langsam wieder Richtung Boden sinken. Sind sie dort fast angekommen, drücken Sie sich wieder nach oben. Mehrmals wiederholen.

Kniebeuge mit Rotation

Wer viel sitzt, dem tut es gut, zwischendurch seine Wirbelsäule zu strecken. Bei dieser Übung machen Sie sich richtig lang und tun gleichzeitig auch noch etwas für Ihre Beinmuskulatur und einen knackigen Po.

Muskelgruppen: Bein- und Gesäßmuskulatur, untere Rückenmuskulatur
Hilfsmittel: keine
Ausgangsposition: Parallelstand

Ausführung
1. Stellen Sie sich mit einem Fuß mittig auf das Latexband. Für die Übung sollte Ihnen das Band mit leichter Vorspannung ungefähr bis zur Hüfte reichen. Die überschüssigen Enden wickeln Sie sich um eine Hand. Mit der anderen Hand fassen Sie unterhalb des Handgelenks das doppelt liegende Theraband an.

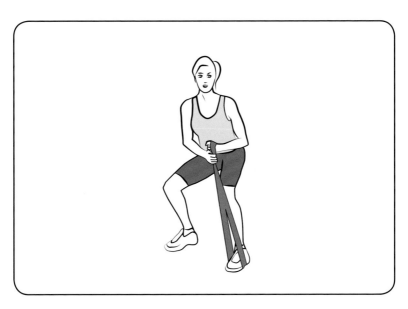

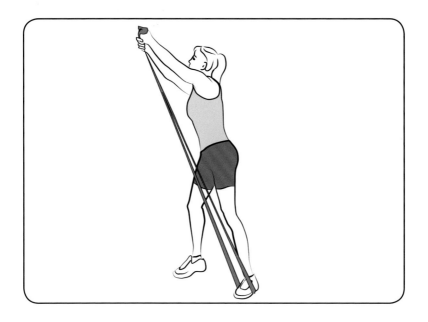

2. Beginnen Sie die Übung mit einem breiten Parallelstand und leicht gebeugten Knien. Die Wirbelsäule ist gestreckt, der Blick geht in Richtung des Übungsbandes.

3. Strecken Sie die Beine und drehen Sie Ihren Oberkörper gleichzeitig in Richtung des freien Beins. Dabei heben Sie in einer flüssigen Bewegung die Arme nach oben und dehnen das Latexband. Ihre Endposition ist erreicht, wenn sich Ihre Arme über dem freien Bein befinden und Ihr Blick auf das Band gerichtet ist.

4. Kehren Sie langsam in die Ausgangsposition zurück und wiederholen Sie die Übung noch ein paar Mal.

5. Wechseln Sie anschließend das Bein und führen Sie dieselbe Anzahl Rotationen noch einmal aus.

Tipp:

● Gehen Sie den Bewegungsablauf zuerst im Kopf durch, bevor Sie mit dem Band üben.

Rudern mit Kniebeuge

Mit dieser Kombinationsübung schlagen Sie zwei Fliegen mit einer Klappe. Die Kniebeugen straffen Gesäß und Oberschenkel und durch die Ruderbewegung richten Sie die Wirbelsäule auf und verbessern so Ihre Körperhaltung.

Muskelgruppen: Rücken-, Oberschenkel- und Gesäßmuskulatur
Hilfsmittel: Türanker
Ausgangsposition: Parallelstand

Ausführung
1. Fixieren Sie das Gymnastikband in Schulterhöhe an einem festen Gegenstand. Benutzen Sie dazu gegebenenfalls einen Türanker.
2. Wickeln Sie sich die Bandenden um die Hände und straffen Sie das Band so weit, dass es leicht unter Spannung steht.

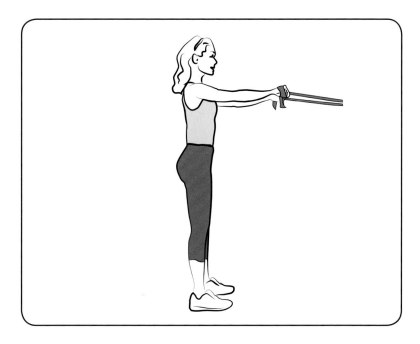

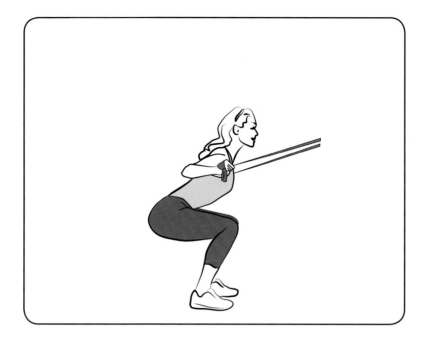

3. Stellen Sie sich hüftbreit hin und ziehen Sie dann das Latexband in Höhe Ihrer Schultergelenke neben den Körper. Gleichzeitig beugen Sie die Knie, bis sich Ihre Oberschenkel parallel zum Boden befinden. Die Arme sind angewinkelt und die Schulterblätter Richtung Wirbelsäule gedrückt.

4. Verharren Sie kurz in dieser Position und richten Sie sich dann langsam wieder auf. Mit dieser Aufwärtsbewegung kehren auch die Arme wieder in ihre Ausgangsposition zurück.

5. Wiederholen Sie die Übung noch mehrmals.

Variante:

● Beugen Sie das Knie weniger stark, zum Beispiel nur bis zu einem Winkel von 45 Grad. Dadurch wird die Übung für Sie leichter.

● Bei Knieproblemen können Sie die Übung auch sitzend auf einem Stuhl durchführen. Dann trainieren Sie allerdings nur die Rückenmuskulatur.

Ganzkörperkoordination

Die diagonale Bewegung dieser Übung streckt den Rumpf. Außerdem ist sie ideal, um das Gleichgewicht zu trainieren. Um die Balance bis in die Endposition zu halten, ist eine gute Körperspannung nötig. Spannen Sie die Bauch- und Rumpfmuskeln dafür an.

Muskelgruppen: Rumpf-, Gesäß- und Beinmuskulatur
Hilfsmittel: keine
Ausgangsposition: Parallelstand

Ausführung
1. Stellen Sie sich mit den Füßen mittig auf das Übungsband. Die Beine stehen etwa hüftbreit auseinander.
2. Kreuzen Sie das Band vor dem Körper und wickeln Sie die Enden zweimal von außen nach innen um die Hände. Die Bandlänge ist kor-

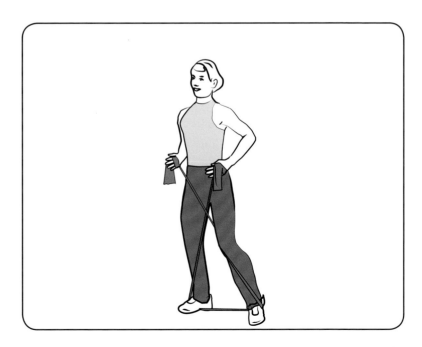

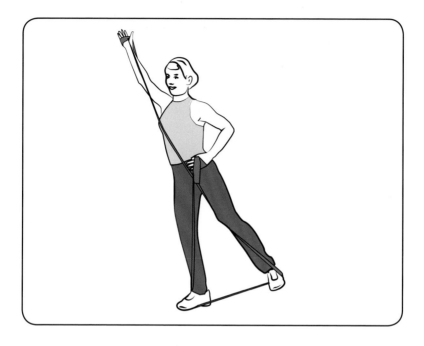

rekt, wenn Sie Ihre Hände bei leichter Vordehnung des Bandes in Hüfthöhe halten können.

3. Beginnen Sie die Übung mit dem linken Fuß. Verlagern Sie Ihr Gewicht dazu auf das rechte Bein und heben Sie den linken Fuß langsam vom Boden ab. Die linke Hand ruht auf der Hüfte.

4. Wenn Sie einen sicheren Stand auf dem rechten Bein haben, strecken Sie das linke Bein gleichzeitig mit dem rechten Arm aus. Die diagonale Bewegung sollte gleichmäßig und langsam ausgeführt werden.

5. Von der Endposition – Bein und Arm sind vollständig ausgestreckt – kehren Sie langsam in die Ausgangsstellung zurück und wiederholen die Übung dann noch ein paar Mal.

6. Wechseln Sie anschließend die Seiten und führen Sie die Übung mit der gleichen Anzahl Wiederholungen mit dem linken Bein als Standbein aus.

Klassische Liegestütze

Liegestütz ist eine der klassischen Kraftsportübungen, um die Brustmuskulatur und den Armstrecker zu trainieren. In dieser Variante haben nur die Handflächen und die Fußballen Kontakt zum Boden.

Muskelgruppen: Brust- und Schultermuskulatur, Trizeps
Hilfsmittel: eventuell eine Gymnastikmatte
Ausgangsposition: Bauchlage

Ausführung
1. Führen Sie sich das Theraband noch im Stehen breitflächig in Höhe der Schulterblätter über den Rücken. Die Enden laufen unter den Achseln hindurch und werden mit zwei Wicklungen (von innen nach außen) um die Hände fixiert.
2. Legen Sie sich mit dem Bauch auf den Boden oder die Matte und stellen Sie die Handflächen neben den Schultergelenken auf. Das Latexband sollte nun eine leichte Vorspannung haben.

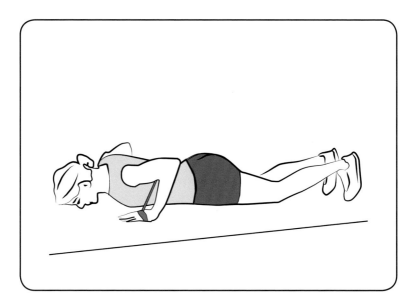

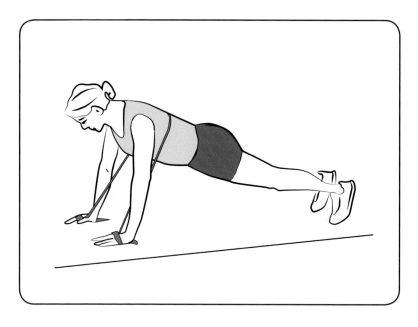

3. Stellen Sie die Fußspitzen auf und spannen Sie den gesamten Körper an.

4. Drücken Sie sich gegen den Widerstand des Bandes von der Matte ab, bis die Ellbogen annähernd gestreckt sind. Kopf, Rumpf und Beine bilden dabei eine Linie.

5. Senken Sie den Körper langsam wieder ab, bis er fast wieder auf dem Boden angekommen ist, und drücken Sie sich dann wieder hoch.

Tipp:

● Sind Ihre Armmuskeln noch nicht stark genug für den klassischen Liegestütz, können Sie die Übung auch auf den Knien ausführen, wie in der Übung „Gesundheitsliegestütze" (siehe S. 160) beschrieben.

● Starten Sie als Anfänger mit einem leicht zu dehnenden Band und steigern Sie nach und nach den Widerstand.

Diagonaler Türzug im Stehen

Diese Übung erinnert ein wenig an einen Hammerwerfer. Sie trainiert die gesamte Rumpfmuskulatur und wird in einer einzigen flüssigen Bewegung ausgeführt.

Muskelgruppen: Bauch- und Rückenmuskulatur
Hilfsmittel: Türanker
Ausgangsposition: Grätschstand

Ausführung
1. Befestigen Sie das Theraband mit einem Türanker unten an einer Tür. Schließen Sie die Tür zur Sicherheit ab. Besitzen Sie keinen Türanker, können Sie das Band zum Beispiel auch um den Fuß eines stabilen Schranks legen.
2. Stellen Sie sich in Grätschstellung nahe an die Tür. Fixieren Sie das Band an einer Hand mit einer doppelten Wickelung und schlie-

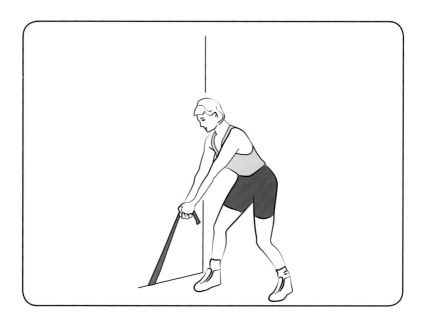

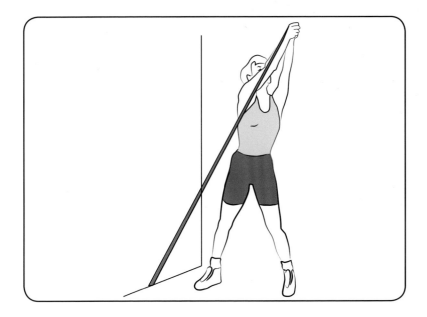

ßen Sie die freie Hand um sie. Das Elastikband hat die richtige Länge, wenn sich Ihre Hände ungefähr in Kniehöhe befinden. Halten Sie den Rücken gerade.

3. Ziehen Sie nun das Band mit gestreckten Armen in einer diagonalen Bewegung von unten nach oben. Die Ellbogen bleiben dabei durchgestreckt und die Arme lang. Sie haben die Endposition erreicht, wenn Ihre Beine gestreckt sind und Sie das Theraband nicht höher ziehen könnten, ohne die Fußsohlen vom Boden zu heben.

4. Verharren Sie kurz in dieser Position und kehren Sie dann in die Ausgangsposition zurück. Ihr Blick folgt während der gesamten Übung immer den Händen.

5. Wechseln Sie Ihre Position und führen Sie die Diagonalbewegung auch in die andere Richtung aus.

Variante:

● Stellen Sie sich mittig auf das Theraband und führen Sie so die diagonale Bewegung aus.

Seitlicher Oberarmstrecker

Hier sind Koordination, Körperspannung und Balance gefragt. Ohne eine feste Körpermitte können Sie das Gesäß und den freien Arm nicht heben. Fällt ihnen die Balance schwer, üben Sie zunächst ohne Band.

Muskelgruppen: Seitliche Rumpfmuskulatur, Trizeps
Hilfsmittel: eventuell eine Gymnastikmatte
Ausgangsposition: Seitenlage

Ausführung
1. Legen Sie sich seitlich auf den Boden oder auf die Gymnastikmatte und stützen Sie sich auf den Unterarm. Die korrekte Position ist unterhalb des Schultergelenks.
2. Halten Sie das Latexband mit der unteren Hand fest. Um die obere Hand wickeln Sie es doppelt. Der Abstand zwischen den Armen sollte

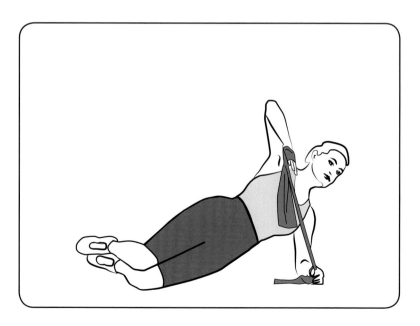

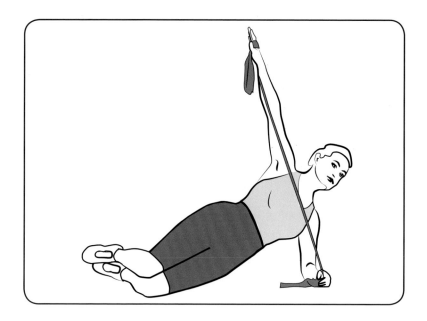

dabei etwas mehr als schulterbreit sein. Halten Sie den oberen Arm gebeugt, die Fingerspitzen zeigen nach unten.

3. Winkeln Sie die Beine rechtwinkelig an.

4. Spannen Sie den Körper an und heben Sie das Gesäß vom Boden. Vom Oberschenkel bis zum Kopf sollte er eine Linie bilden.

5. Strecken Sie die freie Hand nach oben aus und ziehen Sie dabei das Latexband auseinander. Die Fingerspitzen zeigen nun nach oben.

6. Senken Sie den Arm wieder. Wiederholen Sie die Übung mehrmals und wechseln Sie anschließend die Körperseite.

Variante:

● Führen Sie die Übung am Boden liegend aus, ohne das Gesäß zu heben. So ist die Übung leichter, trainiert aber nur den Trizeps.

● Für Fortgeschrittene: Strecken Sie die Beine aus, statt sie anzuwinkeln. Legen Sie dabei die Füße hintereinander auf dem Boden ab, um eine bessere Balance zu haben.

Register

Impressum

© Copyright 2020, **garant** Verlag GmbH,
Benzstraße 56, D-71272 Renningen

Alle Rechte vorbehalten.

www.garant-verlag.de
ISBN 978-3-7359-1698-3

Komplettproducing: twinbooks, München (Eva Hutter)
Text: Karolin Küntzel für twinbooks, München
Alle Abbildungen © Shutterstock Images; Illustrationen: Margarete
Klenner

Erfahren Sie mehr!